CONTRIBUTION A L'ÉTUDE

DU

MÉCANISME DES FRACTURES

DE JAMBE

PAR

Louis-Paul-Auguste BOUQUET

Docteur en médecine de la Faculté de Paris,
Médecin de 2e classe de la marine,
Ancien externe des hôpitaux de Paris.

PARIS

LIBRAIRIE J.-B. BAILLIÈRE ET FILS
rue Hautefeuille, 19, près du Boulevard Saint-Germain.

—

1887

CONTRIBUTION A L'ÉTUDE

DU

MÉCANISME DES FRACTURES

DE JAMBE

PAR

Louis-Paul-Auguste BOUQUET

Docteur en médecine de la Faculté de Paris,
Médecin de 2e classe de la marine,
Ancien externe des hôpitaux de Paris.

PARIS

LIBRAIRIE J.-B. BAILLIÈRE ET FILS

rue Hautefeuille, 19, près du Boulevard Saint-Germain.

1887

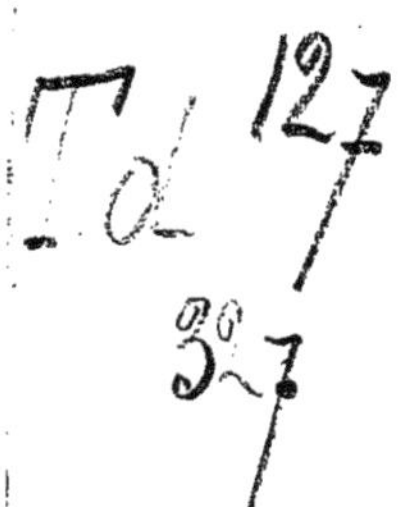

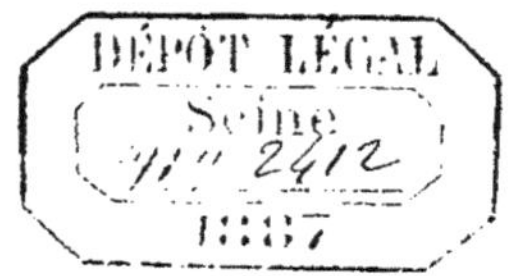

A LA MÉMOIRE DE MON GRAND'PÈRE

A MA FEMME

A MA FILLE

A MA FAMILLE

A MES AMIS

CONTRIBUTION A L'ETUDE

DU

MÉCANISME DES FRACTURES

DE JAMBE

INTRODUCTION

Si les fractures de jambe, qui sont les plus communes de toutes, méritent d'attirer tout particulièrement l'attention du praticien qui est appelé chaque jour à les soigner, il en sera de même, à plus forte raison, pour le médecin de marine, car les causes qui déterminent la production de ces fractures sont à bord multipliées à l'infini.

D'abord le plan sur lequel repose notre base de sustentation est excessivement mobile, ce qui ajoute encore une condition défectueuse au maintien de notre équilibre qui, par lui-même, est instable ; ensuite il semblerait que, sur les navires, les embûches ont été semées à chaque pas ; partout, sur le pont, on ne rencontre que filins, cordages, boucles, anneaux d'attache, bittes et autres qui sont situés à une très faible hauteur et exposent d'une façon toute particulière aux faux pas et aux traumatismes qui les accompagnent (entorses, fractures, luxations). Nous ne parlons pas des ouvertures nombreuses qu'on trouve encore (panneaux, etc.), des échelles plus ou moins rapides sur lesquelles on tombe à chaque instant ; ce sont tout autant de causes qui ont donné lieu à de graves accidents.

Mais il est encore un dernier danger auquel sont exposés nos marins : les manœuvres de force sont très fréquentes, et il arrive malheureusement trop souvent que les chaînes et aussières se rompent et fouettent avec violence en entraînant avec elles tout ce qu'elles rencontrent sur leur passage ; c'est ainsi que se produisent les fractures par coup de fouet, et l'année dernière il nous a été donné d'en observer trois cas tous très graves.

Les fractures de jambe sont très intéressantes à étudier à tous les points de vue ; toutefois nous ne nous occuperons que du mécanisme de leur production. Ce mécanisme varie suivant que la cause est directe ou indirecte.

On est généralement convenu de dire que les fractures par causes directes ont lieu au point d'application de la violence extérieure ; ce fait est selon nous trop absolu. Malgaigne a du reste commencé à le mettre en doute, et reconnaît la possibilité des fractures directes par contre-coup. Deux des cas que nous avons observés semblent donner raison à ce grand chirurgien, et, vu la disposition des fragments, nous ne pouvons admettre que la fracture se soit produite au niveau du choc.

Les fractures par causes indirectes ont leur siège dans le tiers inférieur de la jambe. Ce lieu d'élection constant a beaucoup intrigué les chirurgiens ; on a allégué pour expliquer ce fait la moindre épaisseur du tibia à ce niveau et la disposition spéciale du tissu spongieux. Toutes ces raisons permettent de comprendre que le poids du corps, qui est la cause déterminante de la fracture, brise le tibia dans son point le plus fragile. Toutefois il est un fait que nous désirons mettre en évidence : c'est la coïncidence qui existe entre le passage de la verticale du centre de gravité et le siège de la fracture dans les fractures par flexion.

Il est encore un point que nous croyons devoir signaler : les fractures indirectes se produisent toujours soit dans la période de retombée du saut (qu'elle soit volontaire ou accidentelle), soit dans la marche, soit dans la course ; leur étude est par conséquent intimement liée à celle des mouvements de progression.

Quand la locomotion s'accomplit normalement, le corps est en équilibre, la verticale passe par la base de sustentation, et il ne survient aucun accident.

Y a-t-il un trouble quelconque dans les mouvements de progression ? l'équilibre cesse d'exister ; la ligne de gravité franchit les limites de la base de sustentation ; il y a chute et une fracture peut se produire.

Les fractures indirectes de jambe étant un des accidents les plus communs des chutes, leur mécanisme reposera donc sur la cessation de l'équilibre et reconnaîtra comme point de départ les déviations pathologiques de la verticale du centre de gravité.

Pour développer ces idées qui nous sont personnelles, il faudrait une plume plus autorisée que la nôtre, et, si nous ne comptions sur la bienveillance de nos juges qui n'oublieront pas que c'est l'œuvre d'un jeune médecin, nous ne nous sentirions pas le courage d'entreprendre un travail qui présente certainement de nombreuses difficultés.

DIVISION DU SUJET

D'après le titre de notre thèse nous devons étudier le mécanisme des fractures de jambe ; mais avant d'aborder définitivement notre sujet nous devons en bien faire connaître les limites.

Les auteurs divisent les fractures de jambe en trois classes :

1° Fractures de l'extrémité supérieure ;

2° Fractures du corps des os ;

3° Fractures de l'extrémité inférieure ou fractures du cou-de-pied.

Nous éliminerons la première classe, car dans les fractures indirectes nous n'avons surtout en vue que celles qui sont produites par les déviations pathologiques de la verticale du centre de gravité.

Ceci étant bien posé, nous diviserons notre sujet en quatre parties :

La première partie sera consacrée à l'anatomie.

Dans la deuxième partie nous nous occuperons des fractures par causes indirectes, et nous ferons l'étude physiologique et pathologique des divers mouvements de progression.

La troisième partie sera réservée aux fractures par causes directes.

Enfin dans la quatrième partie nous rapporterons les observations que nous avons recueillies nous-même.

PREMIÈRE PARTIE

Anatomie.

Nous ne nous occuperons que du squelette de la jambe
et des moyens d'union des deux os entre eux. De plus,
comme nous parlerons du mécanisme des fractures du
cou-de-pied, nous serons également obligé de décrire
l'articulation tibio-tarsienne.

1° *Squelette de la jambe.*

Le squelette de la jambe se compose de deux os, le
tibia et le péroné. Le premier, volumineux, s'articule en
haut avec le fémur et supporte seul le poids du corps.
Très large à sa partie supérieure, il se rétrécit de plus
en plus jusque vers son quart inférieur pour s'élargir
de nouveau en bas. Il se compose donc de deux cônes
adossés par leur sommet. Les mensurations moyennes
prises par M. le docteur Leriche sont les suivantes : le
diamètre transversal immédiatement au-dessous de la
tubérosité antérieure d'un tibia d'adulte est en moyenne
de 4 c. m. 7 ; de 4 c. m. 4 à la base des malléoles et
de 2 c. m. 7 dans le point le moins large, c'est-à-dire à

l'union du tiers moyen avec le tiers inférieur. Aussi, est-ce à ce niveau que le tibia présente sa moindre résistance. Sa fragilité en cet endroit est encore accentuée par la disposition spéciale du tissu spongieux ; MM. Fayel et Duret ont constaté que ce dernier est disposé en deux systèmes de colonnes verticales indépendants : l'un occupe les 2/3 supérieurs et l'autre le 1/3 inférieur de l'os, de telle sorte que le minimum de résistance correspond à l'union des deux systèmes, c'est-à-dire au tiers inférieur de la jambe.

Si on considère la forme du tibia, on voit qu'il est triangulaire dans sa partie supérieure et cylindrique dans son tiers inférieur ; c'est une condition d'infériorité pour celui-ci, car on démontre en mécanique que si deux solides homogènes présentent une surface de section égale, l'une triangulaire, l'autre circulaire, l'avantage de la résistance sera du côté du solide triangulaire.

Enfin le tibia est un os composé presque exclusivement de tissu compact dans sa diaphyse ; dans ses épiphyses, la supérieure surtout, on trouve du tissu spongieux en assez grande abondance ; d'où la fréquence des fractures par pénétration aux deux extrémités de l'os.

Péroné. — Le péroné est situé à la partie postérieure et externe de la jambe et ne s'articule qu'avec le tibia. Il a la même direction que ce dernier os, et, comme il ne remonte pas jusqu'au fémur, il s'ensuit que la malléole externe descend plus bas que l'interne. Il est très-grêle, tordu sur lui-même d'avant en arrière et de dedans en dehors, et présente son épaisseur la moins grande à trois ou quatre centimètres au-dessus de la malléole ; c'est du reste en ce point qu'ont lieu le plus souvent les fractures qui intéressent sa diaphyse.

Il est exclusivement composé de tissu compact dans sa diaphyse, et sa paroi externe présente une épaisseur trois ou quatre fois moindre que sa paroi interne ; ses épiphyses sont constituées par un tissu spongieux très aréolaire ; mais les aréoles de l'extrémité inférieure sont plus petites et ses trabécules plus épaisses ; par suite cette dernière est plus dense et plus résistante.

Le tibia et le péroné se touchent par leurs deux extrémités et sont séparés dans le reste de leur étendue par un intervalle d'autant plus large qu'on se rapproche davantage de la partie moyenne des deux os. Cet espace, dit interosseux, est à peu près nul en haut et en bas, et a à peine deux centimètres dans sa portion la plus large.

Les usages du péroné sont les suivants : 1° il soutient le côté externe de l'astragale et empêche le pied de se renverser ; 2° il multiplie les points d'attache musculaires ; 3° il sert à consolider le squelette d'une manière très effective, car les deux os de la jambe réunis entre eux par le ligament interosseux constituent un système analogue à ce que l'on désigne en mécanique sous le nom de *poutre en treillis* ou *américaine* (Tillaux). A quantité de substance égale, les deux os ainsi disposés résistent beaucoup plus à la flexion latérale que s'ils étaient fusionnés en un os unique.

2° ARTICULATIONS PÉRONÉO-TIBIALES

Le tibia et le péroné s'articulent entre eux par leurs deux extrémités et par leur partie moyenne à l'aide du ligament interrosseux.

A. *Articulation péronéo-tibiale supérieure.* — C'est une arthrodie. Les facettes articulaires planes et irrégulièrement circulaires sont unies entre elles par deux ligaments : l'un antérieur, un peu oblique de haut en bas et de dedans en dehors, s'étendant du bord antérieur de la facette tibiale à la partie correspondante de la tête du péroné ; l'autre postérieur, oblique aussi en bas et en dehors, s'étendant du bord inférieur de la gouttière sur laquelle glisse le tendon du poplité, au bord adjacent de la facette péronéale.

Les surfaces articulaires sont lubrifiées par une synoviale qui communique une fois sur dix avec celle du genou.

B. *Articulation péronéo-tibiale inférieure.* — C'est encore une arthrodie. Les surfaces articulaires sont allongées dans le sens antéro-postérieur et dépourvues de cartilage d'encroûtement. La facette péronière est légèrement convexe et la face tibiale légèrement concave ; elle sont séparées l'une de l'autre par un prolongement de la synoviale tibio-tarsienne.

Les moyens d'union de cette articulation sont deux

ligaments périphériques et un ligament interosseux, tous les trois très résistants.

Les ligaments périphériques consistent en un faisceau fibreux, brillant, nacré, composé de fibres parallèles entre elles et remarquablement fortes qui se portent obliquement de bas en haut et de dehors en dedans du péroné vers le tibia. Ils débordent en bas les surfaces articulaires et comblent l'espace libre laissé entre elles, complètent ainsi en avant et en arrière la mortaise tibio-péronière. L'antérieur s'attache d'une part à la moitié externe du bord antérieur de la facette par laquelle le tibia s'unit à l'astragale, d'autre part à la partie antérieure de la malléole externe.

Le ligament interosseux est formé d'un trousseau de fibres très résistant, obliquement étendu du péroné au tibia. Entre les fibres se trouvent quelques pelotons de tissu adipeux.

Cette articulation jouit seulement de légers glissements.

C. *Ligament interosseux*. — Il comble l'espace interrosseux et est composé de fibres obliques dirigées pour la plupart de haut en bas et du tibia vers le péroné. Nous avons déjà vu qu'il sert à consolider les deux os de la jambe ; en outre, dans les fractures, il empêche ou au moins limite le chevauchement des fragments.

ARTICULATION TIBIO-TARSIENNE

C'est une articulation trochléenne.

A. *Surfaces articulaires.* — Trois os prennent part à cette articulation : en haut le tibia et le péroné réunis ; en bas l'astragale.

a) Du côté de la jambe, la mortaise constituée par l'union du péroné et du tibia est quadrilatère, un peu inclinée en bas et en arrière, beaucoup plus large transversalement que d'avant en arrière. Sa paroi externe, formée par la face interne triangulaire de la malléole externe, est convexe de haut en bas, un peu déjetée en dehors et descend à un centimètre environ au-dessous de la malléole interne. Cette dernière, qui forme la paroi interne, est moins oblique, descend moins bas, et de plus est située sur un plan antérieur. Quant à la paroi tibiale, elle offre une crête mousse antéro-postérieure qui correspond à la gorge de l'astragale. Le bord postérieur de la mortaise est plus accusé que l'antérieur, plus tranchant, descend plus bas et vient arc-bouter contre la surface osseuse située en arrière de la poulie astragalienne quand l'extension est trop forte.

D'après ce qui précède, on sait déjà que les parois latérales de la mortaise tibio-péronéale ou malléoles ne sont pas situées sur un même plan transversal et que la malléole externe est, comme le péroné, située en arrière et en dehors du tibia. M. Mathias Duval, dans son anatomie artistique, précise encore davantage la position respective de ces deux apophyses et établit que, si on mène une ligne transversale qui traverse la malléole interne en son centre, elle ira de l'autre côté de la mortaise péronéo-tibiale passer par le bord antérieur de la malléole externe ; inversement une ligne transversale passant par le centre de la malléole externe ira ressortir en dedans en passant par le bord postérieur de la malléole interne.

b). — Du côté du pied nous rencontrons l'astragale dont le grand axe est antéro-postérieur, c'est-à-dire dirigé en sens inverse de celui de la mortaise tibiale. Cet os a la forme d'un coin dont la base est située en avant et le sommet un peu moins large en arrière. Il présente à considérer 3 facettes articulaires : 1° une facette supérieure qui a la forme d'une poulte antéro-postérieure ; 2° une facette latérale externe, large, triangulaire, convexe de haut en bas, occupant toute la hauteur de la face correspondante de l'os ; les bords qui limitent cette surface articulaire sont mousses et situés sur le même plan qu'elle ; 3° une facette latérale interne verticale, plane, plus large et arrondie en avant, continue en haut avec la poulie astragalienne ; elle s'articule avec la malléole interne, descend moins bas que la surface articulaire opposée, puisqu'elle n'occupe que le tiers supérieur de la face interne de l'astragale ; mais elle est plus allongée d'avant en arrière (Sappey).

Mais il est un détail que les anatomistes passent sous silence et sur lequel nous appelons l'attention : l'extrémité antérieure de la facette latérale interne s'arrondit, se recourbe en dedans et forme ainsi un rebord saillant qui empêche le moindre glissement en avant de la malléole interne, car cette dernière vient par son bord antérieur heurter contre ce rebord; en conséquence il ne peut pas y avoir le moindre mouvement de torsion ou rotation de la jambe en dehors, grâce à la saillie que forme l'extrémité antérieure de la surface articulaire interne. Nous verrons plus loin en étudiant les mouvements de l'articulation tibio-tarsienne que la jambe peut pivoter sur son axe, mais la rotation ne peut se faire qu'en dedans et n'existe jamais en dehors pour la raison anatomique que nous venons de donner.

B. *Moyens d'union.* — Ils consistent en trois ligaments latéraux externes et un ligament latéral interne.

Les ligaments latéraux externes se fixent tous au péroné, l'un au sommet de la malléole, l'autre à son bord antérieur, le troisième à une excavation située au niveau de son bord postérieur. Le premier se porte verticalement en bas et s'attache sur la face externe du calcanéum; c'est le ligament péronéo-calcanéen; le deuxième oblique en bas et en avant se fixe à la surface externe de l'astragale au devant de la surface articulaire latérale externe, c'est le ligament péronéo-astragalien antérieur; le troisième, très profondément situé, très résistant, presque horizontal, s'insère immédiatement en arrière et au-dessous de la poulie astragalienne, et constitue le ligament péronéo-astragalien postérieur.

Le ligament latéral interne est formé d'un faisceau

extrêmement épais et résistant, se décomposant en deux couches, l'une superficielle et l'autre profonde. La couche superficielle est composée de fibres qui, fixées en haut à la face interne de la malléole tibiale rayonnent de ce point et s'attachent : en avant au col de l'astragale et au scaphoïde; en arrière à la face interne de l'astragale, derrière la facette articulaire; directement en bas, au bec de la petite apophyse du calcanéum.

La couche profonde part du sommet et de la face externe de la malléole interne, et se compose de fibres de plus en plus horizontales qui s'insèrent à toute la portion de la face interne de l'astragale située au-dessous de la surface articulaire ; cette couche constitue un véritable ligament interrosseux.

La malléole interne est donc engainée à son sommet par un trousseau fibreux dont l'épaisseur mesure près d'un centimètre, et rien de surprenant à ce que le ligament arrache la portion d'os sur laquelle il s'insère, plus souvent qu'il ne se déchire lui-même.

C. *Synoviale*. — Elle ne présente rien de spécial à signaler. Elle descend sur les faces latérales de l'astragale jusqu'aux insertions ligamenteuses et envoie supérieurement un prolongement vers l'articulation péronéotibiale inférieure. Très serrée sur les côtés, la synoviale est fort lâche en arrière et surtout en avant. Elle est doublée à sa face externe par des pelotons adipeux, dont un plus volumineux siège en avant de la malléole péronéale.

D. *Mouvements*. — L'articulation tibio-tarsienne est le siège de deux mouvements principaux, la flexion et l'extension, et de légers mouvements de rotation.

a). *Flexion*. — Le mouvement de flexion de la jambe sur le pied est limité pour deux raisons :

1° Le coin astragalien est plus large en avant qu'en arrière, et tend à écarter les deux malléoles si le mouvement est forcé.

2° Le bord antérieur de la mortaise est encore arrêté par la rencontre du col de l'astragale.

Nous attachons à la limite du mouvement de flexion du pied sur la jambe, un très grand rôle dans le mécanisme des fractures; effectivement, si ce mouvement n'était pas limité, nous pourrions, dans une chute d'un lieu élevé, nous affaisser sur nous-mêmes complètement, et il n'y aurait pas fracture à cause de la division des forces. Comme ce mouvement est limité, nous pouvons admettre qu'au moment où la flexion est à son maximum, il se produit un choc brusque qui détermine la fracture.

Quelle est maintenant la limite maximum de la flexion du pied sur la jambe? Nos recherches personnelles nous amènent à croire que l'angle limité formé par le tibia et les os du pied peut être évalué en moyenne à 70.

b). *Extension*. — L'extension ne peut aller non plus au-delà d'une certaine mesure parce que le bord postérieur de la mortaise vient s'arrêter sur la surface rugueuse située en arrière de la poulie astragalienne.

Dans l'extension du pied sur la jambe, l'astragale glisse d'arrière en avant, de manière que sa partie postérieure, qui est la plus étroite, vient se mettre en rapport avec la partie antérieure de la mortaise qui est la plus large. Il se produit donc alors un certain jeu entre les surfaces articulaires, et l'on conçoit que dans cette attitude il puisse s'effectuer de légers mouvements latéraux ; mais ces derniers sont à peine sensibles et les véritables mouvements latéraux se passent dans l'articulation astragalo-calcanéenne.

E. *Rotation.* — Le pied peut tourner autour de son axe antéro-postérieur de dedans en dehors et de dehors en dedans ; mais il est à remarquer que la rotation de la pointe du pied en dedans est très limitée et beaucoup moins étendue que la rotation de la pointe du pied en dehors. Cela tient à la position beaucoup plus antérieure de la malléole interne et à la saillie que forme l'extrémité antérieure de la surface articulaire interne de l'astragale.

Nous venons de voir que la jambe, étant supposée fixe, le pied pouvait exécuter des mouvements de rotation ; il en est de même aussi pour la jambe quand elle prend son point d'appui sur le pied ; mais la rotation interne existe seule. Dans ce mouvement les deux surfaces de l'articulation tibio-tarsienne pivotent l'une sur l'autre autour d'une ligne verticale ; la malléole interne se porte d'avant en arrière et la malléole externe d'arrière en avant ; la jambe subit alors une légère rotation en dedans.

La rotation de la jambe en dehors n'est pas possible parce que la malléole interne ne peut glisser en avant, son bord antérieur étant arrêté par le rebord saillant et curviligne qui se trouve situé en avant de la surface ar ticulaire interne de l'astragale.

Il est facile de constater sur le vivant le mouvement de torsion ou de rotation interne de la jambe; quand on fléchit cette dernière sur le pied normalement incliné en dehors, on peut se rendre compte que la flexion s'exécute dans un plan vertical qui est sensiblement postéro-antérieur; qu'elle ne peut se faire en dehors, tandis qu'en dedans elle peut se produire dans un plan beaucoup plus interne. Ces deux plans, en se coupant, forment un angle dièdre de 30° environ. Pour que la flexion puisse subir une semblable variation, il faut forcément qu'il y ait eu rotation interne préalable de la jambe sur le pied; on peut du reste arriver à décomposer très nettement ces deux mouvements.

La connaissance de l'angle dièdre dans lequel peuvent s'exécuter les mouvements de flexion du pied sur la jambe est très importante au point de vue pathologique, car cela nous explique pourquoi les déviations antéro-internes de la verticale du centre de gravité sont si fréquentes.

Dans les divers modes de progression, le pied est toujours incliné en dehors. Cette déviation normale n'est pas le fait d'une disposition spéciale du squelette; elle est le résultat d'un mouvement de rotation. Mais ce dernier est très complexe, et se passe en partie dans l'articulation tibio-tarsienne, en partie aussi dans l'articulation du genou, puisque dans ce mouvement la crête du tibia se porte manifestement en dehors.

L'inclinaison normale du pied en dehors est un fait très utile à connaître au point de vue physiologique et pathologique.

Cette disposition habituelle du pied est très favorable pour la marche, car lorsque ce dernier se soulève de terre du talon à la pointe, il pousse le centre de gravité en haut, en avant et *en dedans*, et tend ainsi à le reporter sur le membre inférieur qui achève son oscillation et va entrer dans la période de double appui.

Mais si l'inclinaison normale du pied en dehors favorise la marche et permet le transport facile du centre de gravité d'un côté à l'autre, si en plus elle assure davantage notre équilibre dans la station sur les deux pieds, puisqu'elle élargit d'une façon très sensible la base de sustentation en avant, il n'en sera plus de même si l'on envisage les conditions dans lesquelles l'homme ne s'appuie que sur un seul pied. Effectivement la stabilité ne saurait être parfaite que si la base de sustentation a son grand axe postéro-antérieur. De cette façon, la verticale qui, dans la flexion des articulations du membre inférieur oscille d'arrière en avant, ne saurait subir facilement aucune déviation puisque, au fur et à mesure qu'elle se rapproche de la tête des métatarsiens, elle tombe sur une base d'appui qui va en s'élargissant de plus en plus.

Nous allons du reste donner immédiatement une application pratique du fait que nous venons d'énoncer : quand nous voulons sauter à pieds joints, notre premier mouvement est de rapprocher les deux pieds de telle façon que les deux bords internes se touchent ou soient parallèles ; nous donnons ainsi à l'axe du pied une direction postéro-antérieure, et nous tâchons de rendre la stabilité parfaite.

Le grand axe du pied affecte-t-il une direction oblique en dehors, comme cela a lieu dans la marche? nous diminuons les conditions d'équilibre, car la base de sustentation, au lieu d'aller en s'élargissant en avant et de former un triangle à base antérieure et à sommet postérieur, n'est plus constituée au point de vue utile que par un triangle dont le sommet deviendra antérieur et correspondra à la tête du premier métatarsien, et dont la base sera l'interligne tibio-tarsien. Les déviations de la verticale deviennent alors plus faciles puisque la base va en se rétrécissant d'arrière en avant, et on comprend facilement que la moindre oscillation pourra faire tomber la perpendiculaire du centre de gravité en avant et en dedans du bord interne du pied et rompre ainsi l'équilibre.

En résumé, l'inclinaison normale du pied en dehors méritait d'appeler tout spécialement notre attention, car elle nous apprend que c'est une condition favorable pour le transport du centre de gravité d'un côté à l'autre dans les divers modes de progression, mais très défectueux pour le maintien de l'équilibre dans la station sur un seul pied.

DEUXIÈME PARTIE

Fractures par causes indirectes.

Les causes indirectes sont assez variées; toutefois on peut en former deux groupes bien distincts :

Dans un premier groupe nous supposerons que l'homme tombe d'une certaine hauteur sur le sol (chute d'une échelle, d'un échafaudage, d'un toit, etc.).

Dans le deuxième groupe nous admettrons que l'homme tombe de sa hauteur seulement (chute sur le pavé produite par un faux pas, chute en courant, en luttant, trébuchage, pied portant à faux dans une ornière, etc.).

Comme on peut s'en rendre compte, toutes ces chutes se produisent soit dans le saut, soit dans la marche, soit dans la course ; cela nous oblige naturellement à étudier la physiologie des divers modes de progression, de façon à ce que nous puissions essayer de nous rendre compte des phénomènes qui se produisent à l'état pathologique.

PREMIÈRE SECTION

Etude physiologique des mouvements de progression.

Notre intention n'est pas de décrire d'une façon complète les divers modes de progression. Cette étude est faite dans tous les traités de physiologie; mais nous prendrons dans les auteurs tout ce qui a trait à notre sujet et nous nous occuperons tout spécialement des oscillations que subit dans les divers mouvements la verticale passant par le centre de gravité.

Mais, avant de commencer, il est absolument indispensable de donner quelques généralités. Nous consacrerons aussi quelques lignes à l'étude de la station verticale, car cette attitude étant le point de départ de tous les mouvements de progression, il nous faut savoir ce que devient la ligne de gravité dans cet état d'équilibre.

CHAPITRE I

Généralités. — Station verticale.

Le corps humain est soumis comme tous les corps à l'action de la pesanteur, et comme eux, il a un centre de gravité qui est le point d'application de la résultante de toutes les actions de la pesanteur sur chacune de ses molécules.

Le centre de gravité chez l'homme n'a pu être établi d'une façon mathématique comme cela arrive pour tous les corps qui ont une configuration géométrique déterminée ; mais on a pu le trouver par tâtonnements et les nombreuses expériences de Weber ont démontré qu'il est situé à 8 millimètres 7 au-dessus du promontoire chez un homme de 1 m. 669. Il a été prouvé également que le centre de gravité est le point de rencontre de trois plans, à savoir : un premier plan perpendiculaire antéro-postérieur partageant le corps en deux moitiés symétriques, un plan transversal passant par l'axe qui réunit les têtes des fémurs, et enfin un plan horizontal qui partage la dernière vertèbre lombaire.

On dit que le corps humain est à l'état d'équilibre quand la verticale passant par le centre de gravité tombe dans la base de sustentation, et le maximum de stabilité est atteint quand cette perpendiculaire rencontre le centre même de cette base.

Chez l'homme la base de sustentation diffère suivant qu'il s'appuie sur les deux pieds ou sur un seul.

Dans la station sur un seul pied, elle est représentée par un triangle dont les trois angles sont le talon et la tête des premier et cinquième métatarsiens.

Dans la station sur deux pieds, elle devient beaucoup plus large, et est constituée par le parallélogramme construit sur la limite des deux pieds.

D'après ce qui précède, on voit déjà que l'homme peut se tenir debout sur un seul pied (station hanchée), ou sur deux pieds (station symétrique).

Que devient la verticale passant par le centre de gravité dans ces deux cas ?

Dans la station symétrique, elle tombe au milieu d'une ligne qui passe par le centre des articulations tibio-tarsiennes ; mais pour rendre l'équilibre plus stable, et pour ne pas reposer sur la projection verticale du tibia, le corps s'incline légèrement en avant et confie pour ainsi dire le maintien de la station aux muscles du mollet qui sont excessivement puissants ; de cette façon la projection verticale du centre de gravité est portée en avant de l'articulation tibio-tarsienne, et tend à se rapprocher ainsi du centre de la base de sustentation.

Cette station est excessivement fatigante, car elle exige toujours la contraction active des muscles.

La station hanchée évite la fatigue musculaire parce que le ligament de Bertin de l'articulation de la hanche et les ligaments croisés et postérieur de l'articulation fémoro-tibiale sont dans l'extension maximum, et par suite soulagent la contraction des muscles ; mais par contre la base de sustentation est très diminuée et l'équilibre est peu stable. Dans cette position le corps s'incline du côté de la jambe appuyée pour lui transmettre tout son poids, et la verticale qui passe par le centre de gravité tombe sur l'articulation tibio-tarsienne ; la partie inférieure de cette ligne se confond sensiblement avec l'axe du tibia.

CHAPITRE II.

DES MOUVEMENTS DE PROGRESSION.

Les mouvements de progression sont au nombre de trois, et ils offrent ceci de particulier, c'est que dans chacun d'eux le centre de gravité du corps reste constamment dans une position plus rapprochée du sol que dans la station verticale; de plus, dans chacun de ces mouvements le corps est plus ou moins incliné en avant, et le centre de gravité est placé sur une verticale qui passe en avant de la ligne qui joint les têtes des fémurs, et il en résulte une tendance continuelle à la chute en avant (Longet).

Nous pourrions suivre l'ordre classique des auteurs et étudier d'abord la marche, puis la course, et enfin le saut; mais nous croyons devoir renverser cet ordre, car c'est dans le dernier mouvement qu'il est le plus facile de se rendre compte que la verticale du centre de gravité traverse les os de la jambe.

ARTICLE PREMIER.

Du saut.

Dans le saut, le centre de gravité s'abaisse d'autant plus que la flexion des articulations devient plus complète; il peut n'être plus situé qu'à 65 centimètres au-dessus du sol dans les élans les plus violents et à 75 dans les élans de moyenne intensité.

Giraud-Teulon admet dans le saut les quatre périodes suivantes :

1° Une période de préparation pendant laquelle le tronc se plie sur les fémurs, les fémurs sur les tibias, les tibias sur les pieds ; inclinaison mutuelle et successive d'autant plus grande que le mouvement proposé doit être plus étendu.

2° Une période d'extension simultanée et rapide de tous les articles ainsi fléchis.

3° Une période de séparation du sol et du corps pendant laquelle, celui-ci considéré dans son centre de gravité, parcourt une certaine courbe de la nature des paraboles comme un mobile inanimé.

4° Enfin une période de *retombée* dans laquelle au moment d'arriver au sol, le corps se *réinfléchit* sur toutes les articulations, se *pelotonne* derechef, et d'autant plus qu'il tombe de plus haut ou de plus loin.

Mais quand on examine le mécanisme du saut, on voit que les deux premières périodes se succèdent sans interruption et forment en somme un seul mouvement. Ce dernier est complexe, et peut se décomposer selon nous en trois temps qui sont les suivants :

1er *Temps* — Le pied **reste** complètement appuyé sur le sol, et le centre de gravité s'abaisse jusqu'à ce que la flexion de la jambe sur le pied soit arrivée à son maximum. Nous savons déjà que l'angle formé par le tibia et les os du pied est alors de 70° ; et les recherches personnelles que nous avons faites nous permettent de croire que quand cette limite est atteinte, le centre de gravité a subi un abaissement qui ne dépasse pas vingt centimètres.

2ᵉ Temps. — Le centre de gravité continue sa marche descendante sans interruption ; le poids du corps augmenté de la vitesse du mouvement se transmet sur l'articulation du genou par l'intermédiaire du fémur et tend à abaisser le tibia ; mais comme ce dernier est arrivé à sa flexion maximum, tout l'effort produit forcera le talon à se détacher du sol et le pied formera bientôt un angle de 45° avec l'horizon. En somme, dans le deuxième temps, le pied quitte le sol du talon à la pointe sous l'influence du poids du corps.

Ces deux temps constituent la période de préparation du saut.

3ᵉ Temps. — Quand le pied quitte son plan d'appui du talon à la pointe, la base de sustentation diminue très rapidement et se réduit bientôt à l'extrémité des métatarsiens et aux orteils. La verticale oscille vivement d'arrière en avant, et si ce mouvement n'était arrêté, l'équilibre serait bientôt perdu et la chute en avant serait certaine ; c'est alors qu'intervient la contraction des extenseurs qui veulent s'opposer à cette chute ; la période d'extension des articulations est dès lors commencée et s'achève sous l'influence de la volonté.

Ce troisième temps constitue donc la deuxième période du saut.

Nous ne ne nous occuperons pas de la troisième période du saut ; le corps dépense d'abord en hauteur et
en longueur la force vive qui lui a été communiquée
par l'extension brusque des articulations et retombe
ensuite d'après les lois de la pesanteur.

La quatrième période du saut ou période de retombée
est l'analogue de la période de préparation. Elle se compose seulement du premier temps si le corps ne tombe
pas de haut ; mais on y retrouve les deux temps si l'on
saute d'un lieu élevé et tout le monde sait qu'en gym-
nastiqne on recommande d'essayer de tomber sur la
pointe des pieds quand on saute d'une certaine hauteur.
De cette façon la pression que les membres inférieurs
doivent supporter est beaucoup moins violente parce
qu'il y a décomposition et division des forces. Si le
hasard veut qu'on ne puisse pas satisfaire cette condition et que le pied s'appuie par toute sa plante
en touchant le sol, il survient un choc violent au moment où la limite de flexion de la jambe sur le pied est
atteinte, et il peut se produire une fracture des os de la
jambe avant que le deuxième temps n'ait pu s'exécuter.

Les faits cliniques viennent maintenant démontrer
que quand la fracture a lieu, elle siège toujours dans le
tiers inférieur de la jambe, et souvent à quatre ou cinq
centimètres au-dessus de la malléole après une chute
d'un lieu élevé.

Comme selon nous, les fractures indirectes de la
jambe se produisent toujours en un point qui coïncide
avec le passage de la verticale du centre de gravité,
notre but va être d'essayer de démontrer que cette ligne

traverse bien le tibia dans son tiers inférieur durant la période de préparation du saut qui est, comme nous l'avons déjà vu, l'analogue de la période de retombée.

Longet, dans son *Traité de physiologie*, a déjà fait la plus grande partie du travail qui nous reste à faire : effectivement en parlant de la fin de la période de préparation du saut vertical à pieds joints, il s'exprime ainsi :

« Les pieds sont rapprochés, les plantes détachées du sol jusqu'aux extrémités des métatarsiens, la jambe est fléchie sur le pied et la cuisse sur la jambe, le tronc lui-même est incliné en avant et les bras appliqués au corps pendent librement à droite et à gauche.

« Dans cette position le corps repose seulement sur les orteils, le centre de gravité est notablement abaissé et placé sur une verticale qui tombe sur le milieu de la ligne des extrémités des métatarsiens. C'est le long de cette verticale que va s'opérer l'ascension du centre de gravité pendant le redresssement des articulations fléchies; et la ligne des extrémités métatarsiennes est l'axe autour duquel s'opéreront tous les mouvements ultérieurs. Par cet état de flexion des articulations, les diverses portions du corps se trouvent placées alternativement en arrière et en avant du centre de gravité. Ainsi en bas le pied depuis l'extrémité métatarsienne jusqu'au talon, l'articulation tibio-tarsienne et la partie inférieure de la jambe; en haut la portion supérieure de la cuisse, l'articulation coxo-fémorale, le sacrum et les parties inférieures de la colonne vertébrale sont situées en arrière de cette verticale; tandis que, en bas, la partie supérieure de la jambe, l'articulation du genou et la partie inférieure de la cuisse, et en haut la partie supérieure de la colonne vertébrale sont situées en avant de cette verticale. »

Comme on le voit, la verticale à la fin de notre deuxième temps, tombe certainement sur la jambe et la traverse à première vue en un point qui doit être situé dans le tiers moyen ou très près de cette région. Ce fait est déjà très important pour nous, mais il manque malheureusement de précision et nous ne saurions nous en contenter puisque nous faisons jouer un rôle considérable à la transmission du poids du corps suivant la verticale.

Nous avons donc poussé plus loin nos recherches en nous appuyant bien entendu sur les données physiologiques posées par Longet et nous croyons pouvoir dire qu'à la fin du deuxième temps de la période de préparation du saut la verticale du centre de gravité traverse le tibia dans son tiers inférieur à environ cinq centimètres au-dessus de l'interligne articulaire.

Nous avons fait pour le démontrer une figure que vous trouverez ci-inclus et qui a été établie sur les bases suivantes :

1° La jambe ne repose plus que sur les orteils et la plante du pied forme avec l'horizon un angle de 45°.

2° La ligne tarso-métatarsienne qui part de la tête du premier métatarsien pour aboutir à l'interligne articuculaire fait à l'état normal un angle de 25° avec la plante du pied.

3° C'est à la fin de la période de préparation du saut que le centre de gravité est le plus abaissé ; nous avons

déjà vu plus haut que dans les élans les plus violents il
était situé en moyenne à 65 centimètres au-dessus du
sol. Nous avons donné cette hauteur au centre de gravité.

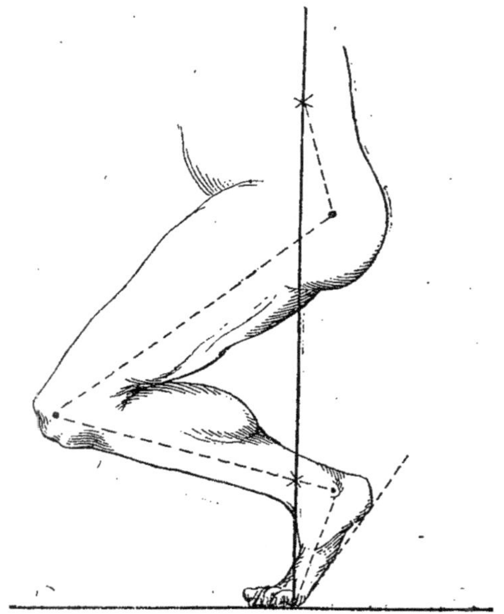

Dessin de M. René Charon, étudiant en médecine.

4° Comme l'on peut s'en rendre compte sur le squelette, on voit que le centre de gravité est séparé du
grand trochanter par une distance qu'on peut évaluer
en moyenne à quinze centimètres quand elle est prise
sur un plan vertical. Il est également facile de voir que
plus l'inclinaison du bassin s'accentue, plus le grand
trochanter se trouve rapporté en arrière. Nous avons
tenu compte aussi de cette inclinaison du-tronc.

Il nous reste maintenant à étudier ce que devient la

verticale à la fin du premier temps de la période de préparation du saut.

Le cas le plus typique est celui où le maximum de stabilité est atteint, et cette condition est remplie quand

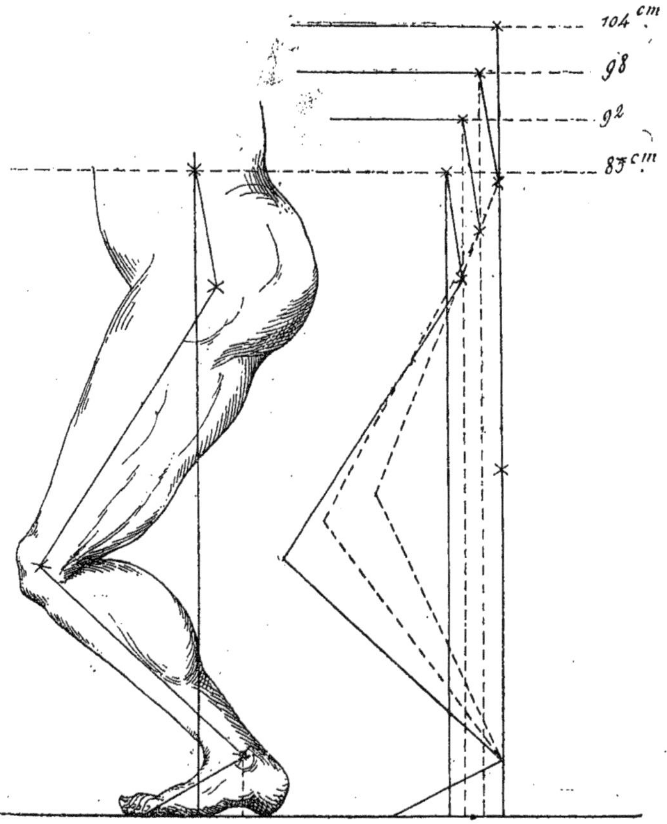

Dessin de M. René Charon.

la verticale du centre de gravité rencontre le centre même de la base de sustentation.

Nous supposerons donc que l'abaissement du centre

de gravité se fait le long d'une verticale qui passe sur le milieu du pied, et nous nous rappellerons que quand l'angle tibio-tarsien est arrivé à sa limite de flexion, c'est-à-dire égale 70°, le centre de gravité s'est abaissé de vingt centimètres et n'est plus situé qu'à quatre-vingt-cinq centimètres au-dessus du sol. Toutes ces conditions réunies, il sera facile de voir, d'après notre figure, que la ligne de gravité traverse exactement le tibia à l'union de son quart inférieur avec les trois quarts supérieurs quand la limite de flexion est atteinte.

Il s'agirait de savoir maintenant si ce cas typique qui est le plus parfait se rencontre d'ordinaire dans le premier temps de la période de préparation du saut et par suite dans la période de retombée qui lui est semblable. Nous ne le croyons pas personnellement : la verticale, qui, dans la station du même nom, passe par l'articulation tibio-tarsienne, ne saurait se transporter d'emblée sur le centre même de la base de sustentation, à moins qu'il n'y ait inclinaison préalable du tronc ; cette verticale oscille progressivement d'arrière en avant au fur et à mesure que la flexion des articulations se produit. Cette tendance constante qu'elle à se porter en avant est due à ce que le tronc s'incline d'autant plus que les articulations se fléchissent davantage ; par suite le centre de gravité reste continuellement au devant de la ligne qui joint les centres des têtes des fémurs, et le corps tend continuellement à tomber en avant.

Quoi qu'il en soit, la ligne de gravité se conserve toujours dans le tiers inférieur de la jambe pendant les périodes de préparation et de retombée du saut, et elle oscille dans tout cet espace en procédant d'arrière en avant et de bas en haut.

En terminant l'étude du saut, ajoutons enfin quelques mots sur les phénomènes qui se produisent dans une chute d'un lieu élevé: le corps en tombant devient une masse inerte qui obéit aux lois de la pesanteur; par conséquent sa direction principale tendra à être rapprochée de la verticale. Mais comme le tronc est un peu plus lourd que les membres inférieurs, il y aura une légère inclinaison du corps en avant; par suite la verticale passera à très peu de distance de l'articulation tibio-tarsienne et on observera une fracture sus-malléolaire par pénétration. Dans ces circonstances, le choc est trop violent pour que la ligne de gravité puisse se déplacer en avant et la flexion des articulations se fait comme dans le cas typique que nous avons déjà signalé.

Quand on fait une chute d'un lieu élevé ou quand on saute d'une hauteur assez considérable, le corps s'infléchit sur ses articulations absolument comme dans la période de retombée du saut; donc ce que nous avons dit précédemment s'applique parfaitement à ces cas.

Quelles sont maintenant les fractures que l'on observe et où siègent-elles? Les observations cliniques montrent qu'elles ont toujours lieu dans le tiers inférieur, mais le plus souvent à 4 ou 5 centimètres au-dessus des malléoles. M. le professeur Richet a du reste élucidé cette question dans les leçons qu'il a faites en 1875 sur les fractures du cou-de-pied ; il s'exprime ainsi :

« Dans une chute d'un lieu élevé, deux cas peuvent

« se présenter : ou il y a déviation du pied, ou le pied
« reste dans sa rectitude normale. »

Dans le premier cas le pied peut être dévié soit en
dehors, soit en dedans, selon la direction qu'il prend, et
nous trouverons les fractures par abduction ou par adduction dont nous expliquons le mécanisme plus loin
(voir fractures du cou-de-pied).

« Dans le deuxième cas, celui où le pied se maintient
en équilibre, alors l'effort portant directement sur la
surface articulaire du tibia, cette dernière cède et
s'écrase à la façon des extrémités spongieuses des os
longs, et la diaphyse y pénètre plus ou moins profondément en forme de coin. C'est la fracture dite pénétrante,
ou cunéiforme, ou en V, selon les formes variées que
prennent les fragments. »

D'après ce que nous avons vu en étudiant la physiologie du saut, l'effort ne porte pas sur la surface articulaire du tibia, mais à quelques centimètres au-dessus. Si l'effort portait sur la surface tibiale, la verticale
passerait forcément par l'articulation tibio-tarsienne et
non en avant ; le tibia formerait au moment de la chute
une tige rigide avec le fémur comme dans la station
verticale, et on observerait alors une fracture soit du
calcanéum, soit du bassin, de la colonne vertébrale ou
même de la base du crâne.

Mais il est un autre facteur important qui n'a pas
encore été signalé et qui détermine la production de la
fracture : nous voulons parler du mouvement de flexion
de la jambe sur le pied qui est très limité, comme nous

l'avons vu, par la forme cunéenne de l'astragale et la rencontre du col de cet os.

Ces données étant posées, voici quel est pour nous le mécanisme de cette variété de fracture : quand le corps arrive sur le sol, il s'infléchit vivement sur ses articulations comme dans la période de retombée ; tout se passe normalement pendant un certain temps ; mais il arrive un moment où le mouvement de flexion de la jambe sur le pied a atteint sa limite maximum. C'est alors que se produit le choc qui détermine la fracture. Dans ce temps d'arrêt brusque, le poids du corps se transmet tout entier et avec d'autant plus de force que l'on tombe de plus haut, suivant la verticale passant par le centre de gravité ; il se produit alors à 3 ou 4 centimètres de l'interligne, c'est-à-dire au niveau du passage de la verticale, une fracture pénétrante, ou cunéiforme, ou en V, et suivant le volume de la chute le poids du corps continuera son action ; le fragment supérieur s'enfoncera dans l'inférieur et pénétrera même dans l'astragale, comme l'a prouvé M. le professeur Richet, pièces anatomiques en mains.

Donc pour nous, deux causes principales président au mécanisme de cette fracture et en déterminent le siège à l'extrémité inférieure des os de la jambe : 1° la limite de flexion de la jambe sur le pied ; 2° la transmission du poids du corps suivant la verticale du centre de gravité.

Dans cette variété de fracture, la verticale reste contenue dans la base de sustentation, autrement dit, le corps tombe en équilibre. La pression que l'on peut très bien calculer au moyen de la formule mv^2, se répartit sur la voûte plantaire et le tibia ; mais ce dernier, bien que plus solide par lui-même, est moins bien organisé que le pied pour la décomposition des forces ; il cède alors le premier quand la violence du choc est par trop considérable, et la fracture a naturellement lieu au point d'application de la résultante qui est représenté par la perpendiculaire du centre de gravité.

La fracture sus-malléolaire est la seule qui se produise dans la position d'équilibre. Dans toutes les autres que nous étudierons plus loin, le poids du corps se transmet encore suivant la verticale ; mais la pression qu'il four-nit, quand il ne tombe pas de haut, devient incapable de produire la fracture si le tibia n'est privé de la base de sustentation qui absorbe la plus grande partie de la force vive. Du moment que la ligne de gravité ne tombe plus sur le pied, l'équilibre est rompu ; il y a déviation de la verticale.

ARTICLE II.

De la marche.

La marche est un mode de progression caractérisé par ce fait que le corps s'avance sans jamais cesser de s'appuyer sur le sol.

Elle se compose d'une succession de *pas* dans lesquels le corps s'appuie alternativement sur deux pieds et sur un seul.

Comme dans tout mouvement de progression, le

centre de gravité s'abaisse dans la marche; mais il ne descend jamais à plus de 3 centimètres du niveau qu'il occupe dans la station verticale. Sa position varie à tout instant; son maximum d'élévation, dont nous venons de préciser le siège, a lieu quand les deux pieds sont au milieu de leur période de double appui. Quant au maximum d'élévation, il est atteint quand un des pieds est au milieu de la période d'appui, et l'autre au milieu de son oscillation, et il s'élève d'environ 10 millimètres au-dessus de la position qu'occupe le centre de gravité dans la station.

Dans la marche, l'inclinaison du tronc est peu prononcée; elle varie entre 6° et 10°.

Lorsqu'on examine attentivement un homme qui marche, on peut décomposer un double pas en plusieurs temps successifs. Dans un premier temps le corps repose sur les deux jambes, le pied gauche placé en avant par exemple, et le pied droit placé en arrière (temps de double appui); dans un second temps, le corps n'est plus appuyé que sur le membre gauche tandis que l'autre, suspendu dans l'espace, se dirige en avant (temps d'appui unilatéral); dans un troisième temps, le corps s'appuie de nouveau sur les deux membres (temps de double appui); dans un quatrième temps, le membre droit touche terre et supporte seul le poids du corps (temps d'appui unilatéral); tandis que le membre gauche se dirige en avant pour replacer le corps dans la position d'équilibre.

Examinons maintenant ce qui se passe pendant ces divers temps de la marche.

Au moment où l'homme se dispose à marcher, autrement dit dans le temps de double appui, le corps est appuyé sur les deux membres, mais inégalement ; le centre de gravité tombe verticalement par le talon du pied qui est placé en avant, et qui va porter bientôt tout le poids du corps. Le pied placé en arrière, qui est déjà soulevé, n'appuie plus sur le sol que par l'extrémité des phalanges et forme au moment où il s'en détache un angle de 45° avec l'horizon. Le poids repose alors tout entier sur la jambe antérieure qui devient active ; c'est le temps d'appui unilatéral. Pendant que l'homme ne s'appuie plus que sur un seul pied, voici maintenant les phénomènes que l'on observe : « l'articulation du genou du membre posé à terre commence par se mettre dans l'extension ; la jambe proprement dite, qui est légèrement inclinée en avant, sert alors de support fixe à la cuisse ; et celle-ci, à mesure qu'elle pivote sur la surface articulaire tibiale, pousse le corps en avant et en haut ; quand l'extension de l'articulation du genou est complète, l'articulation tibio-tarsienne s'étend à son tour, le talon se soulève et le pied se détache peu à peu de son plan d'appui à la manière d'une roue de voiture, dont les différents points de la circonférence quittent aussi le sol, les uns après les autres, et d'arrière en avant (Wundt). » Quand le pied achève de se soulever, le membre qui oscillait a achevé son mouvement et s'appuie de nouveau sur le sol par le talon pour s'appliquer ensuite par toute la plante. Nous retombons alors dans le temps de double appui que nous connaissons déjà.

Essayons à présent de savoir comment se comporte la verticale du centre de gravité pendant les divers temps de la marche. Nous avons déjà vu que cette ligne, au

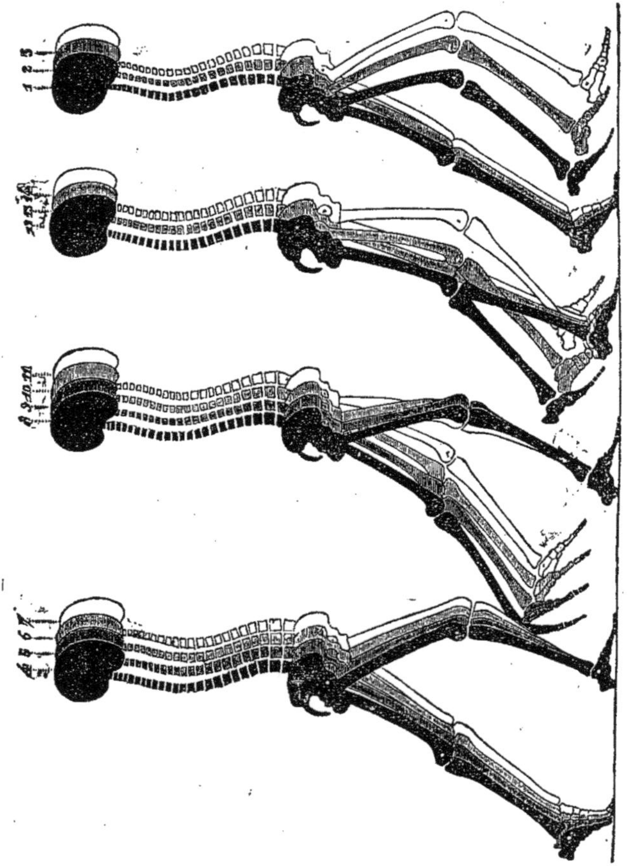

début de la période de double appui, tombait sur le talon du membre portant ; au fur et à mesure que le pied s'appuie du talon à la pointe, la verticale oscille d'arrière en avant jusqu'à ce qu'elle passe en bas par l'extrémité des métatarsiens, et en haut par le grand trochanter ; à ce moment, le centre de gravité, obéissant à son mouvement d'impulsion, tend à tomber en avant ; c'est alors que le pied se soulève sans effort du talon à la pointe et porte encore le centre de gravité, non seulement en haut et en avant, comme le disent les auteurs, mais encore en dedans, grâce à l'inclinaison normale du pied en dehors dont nous avons déjà parlé.

La verticale, comme l'on peut s'en rendre compte, décrit dans le pas simple une légère courbe antéro-interne qu'on peut diviser en deux parties : dans la première partie de son trajet, elle est contenue dans la base de sustentation, se dirige du talon à l'extrémité des métatarsiens et correspond à la période d'extension de l'articulation du genou ; — dans la deuxième partie, elle se dirige en avant et en dedans jusqu'à ce qu'elle atteigne le talon du côté opposé ; toute cette dernière portion est, contrairement à la précédente, située en dehors de la base de sustentation et répond à la période de soulèvement du pied, qui a pour but de transporter le centre de gravité d'un côté à l'autre.

La période pendant laquelle le trajet de la verticale est contenu dans la base de sustentation, mérite de nous arrêter encore un instant, car il serait utile de savoir si, à ce moment, la ligne de gravité traverse les os de la jambe. Nous savons déjà qu'au début du poser de la jambe active, cette dernière est légèrement fléchie sur le pied, qu'elle conserve ce degré de flexion pendant que la cuisse pivote sur elle et qu'elle ne tend à se reporter en arrière que pour achever l'extension complète de la cuisse sur le genou. Comme il est facile de s'en rendre compte par l'examen des figures, la verticale passe par le tiers inférieur de la jambe, tant que la cuisse pivote sur elle ; mais la ligne de gravité oscille rapidement du tiers inférieur de la jambe au grand trochanter, quand l'extension du genou devient complète.

Les détails que nous venons de donner à propos de la courbe décrite par la verticale pourront paraître super- flus au premier abord ; mais la division de son trajet en

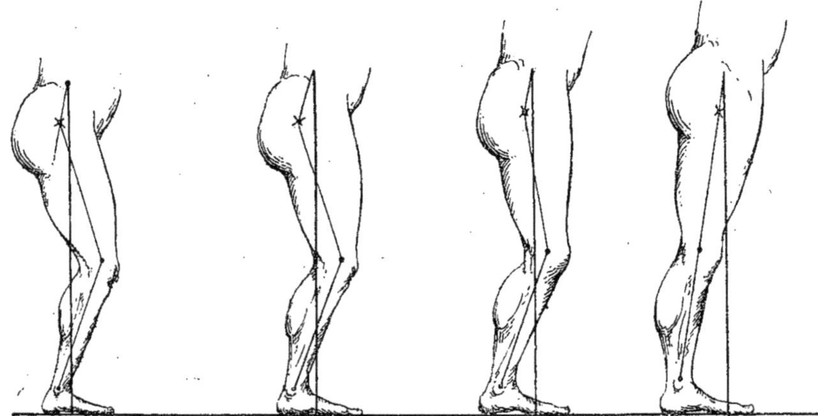

Dessin de M. René Charon,

deux parties peut encore servir dans l'étude patholo- gique de la marche, et, à notre avis, les désordres que l'on peut observer changent du tout au tout, suivant que la verticale parcourt la première ou la seconde partie de son trajet.

Quand la verticale abandonne la tête du premier métatarsien pour venir aboutir au talon opposé au moment où il touchera le sol, autrement dit tant que la ligne de gravité décrit cette portion de la courbe située en dehors de la base de sustentation, l'équilibre n'existe plus, et, si le membre oscillant n'arrivait à temps, la chute en avant serait certaine. Mais ce qu'il faut bien remarquer, c'est que dans cette chute il n'y a que la partie du corps située au-dessus du centre de gravité (c'est-à-dire le tronc et les membres supérieurs) qui soit exposée aux traumatismes : effectivement le membre inférieur portant qui est situé en arrière du centre de gravité et qui, à ce moment, est dans son extension la plus complète, joue le rôle d'une tige rigide, et on com - prendrait difficilement qu'un support qui quitte la position d'équilibre et qui tombe par l'effet de la pesanteur, se brisât à son extrémité inférieure.

Donc, quand la verticale du centre de gravité oscille dans la marche d'une base de sustentation à l'autre, ou, si l'on préfère, d'un pied à l'autre, le membre inférieur qui supporte seul le poids du corps est à l'abri de tout traumatisme ; le tronc et les membres supérieurs sont seuls exposés.

En conséquence, nous sommes amené par simple déduction à dire que la jambe portante ne peut être fracturée qu'autant que la verticale du centre de gravité parcourt la première partie de son trajet et tombe sur la base de sustentation.

Deux cas peuvent alors se présenter :

1er *cas*. — Le corps est obligé de s'affaisser sur lui-même; les articulations du membre inférieur portant se fléchissent les unes sur les autres, et une fois que la flexion de la jambe sur le pied a atteint sa limite maximum, il se produit un arrêt brusque, et par suite un coch qui détermine la fracture au tiers inférieur. C'est ce qui a lieu quand on est surpris par un éboulement, quand un corps pesant quelconque vous tombe sur le tronc ou sur les épaules, quand on veut porter un poids trop lourd, etc.

C'est en somme le même mécanisme que celui que nous avons déjà observé en faisant l'étude pathologique du saut. Dans ces conditions, le corps est toujours en équilibre sur le pied ; en admettant que ce dernier soit détruit, la fracture deviendra encore plus facile et nous retomberons dans le cas qui suit.

2e *cas*. — La verticale tombe en dedans et en avant du bord interne du pied, soit par un mouvement de torsion du corps, soit par une rotation exagérée et anormale de la pointe du pied en dehors, et alors tout le poids du corps, privé de sa base de sustentation, se fait sentir au tiers inférieur de la jambe, et il y a encore fracture au niveau du passage de la ligne de gravité quand la limite de flexion est atteinte.

C'est là le mécanisme le plus fréquent des fractures du tiers inférieur de la jambe par causes indirectes.

<h2 style="text-align:center">ARTICLE III.</h2>

<h3 style="text-align:center">De la course.</h3>

Nous serons brefs à propos de la course ; on retrouve les mêmes phénomènes physiologiques que dans la marche, sauf quelques légères différences que Longet signale en peu de mots :

« La course est un mode de progression dans lequel, à un certain moment et pendant un certain temps, le corps est complètement séparé du sol, et les deux jambes oscillent librement dans l'atmosphère à la manière de deux pendules.

« La course se compose d'une succession de sauts dans lesquels alternativement le corps touche à terre par un seul pied et flotte dans l'atmosphère complètement séparé du sol.

« L'homme qui va courir est porté sur le membre inférieur gauche, par exemple dont le pied incliné à 45° avec l'horizon ne touche le sol que par les phalanges et les extrémités des métatarsiens ; l'articulation du genou est fortement fléchie et le centre de gravité du corps très abaissé. Le tronc est fortement penché en avant, et le plan vertical mené par les centres des têtes des fémurs passe par la base de sustentation du pied gauche. Le membre inférieur droit rejeté en arrière, à demi-fléchi et détaché du sol, est prêt à osciller d'arrière en avant à la manière d'un pendule.

« Dans la course, le centre de gravité est situé beaucoup plus bas que dans la marche et les oscillations s'élèvent et s'abaissent de 20 millimètres au-dessus et au-dessous du plan horizontal moyen avec lequel il se déplace. »

L'inclinaison du tronc varie entre 7° et 22°, suivant la rapidité plus ou moins grande de la course.

Comme il est facile de s'en rendre compte, la verticale

du centre de gravité sera bien plus sujette aux déviations que dans la marche, car la base de sustentation est très diminuée et limitée aux têtes des métatarsiens et aux phalanges et la moindre oscillation suffira pour troubler l'équilibre.

Donc, ce que nous disons de la marche au point de vue pathologique s'appliquera à plus forte raison à la course.

SECTION II.

Etude pathologique des mouvements de progression.

Pour que les mouvements de progression s'accomplissent normalement, il faut que le maintien de l'équilibre soit conservé à tout instant, autrement dit, il est absolument nécessaire que la verticale du centre de gravité tombe sur la base de sustentation. Cette condition n'existe-t-elle plus? la chute devient imminente. En conséquence, toute la pathologie de la locomotion repose sur la cessation de l'équilibre, c'est-à-dire sur la tendance qu'a la verticale à passer en dehors des limites de la base de sustentation.

Les fractures de jambe par causes indirectes étant un des accidents les plus communs des chutes, auront donc pour principale cause les déviations de la verticale.

CHAPITRE I

DÉVIATIONS DE LA VERTICALE

La verticale du centre de gravité peut tomber soit en dedans ou en dehors, soit en avant ou en arrière des limites de la base de sustentation.

Nous éliminerons tout de suite le cas où cette ligne passe en arrière du pied, car l'équilibre n'étant plus possible, l'individu tombe à la renverse de toute sa hauteur ou s'assied sur son séant.

Si la ligne de gravité tombe soit en dedans, soit en dehors de la base de sustentation, il y aura soit abduction, soit adduction forcée et les fractures que l'on observe siègent toutes à l'extrémité inférieure des os de la jambe.

La verticale qui, dans les mouvements de flexion du membre inférieur, oscille dans le sens postéro-antérieur, peut encore tomber en avant ; nous aurons alors affaire aux fractures du corps des os de la jambe et à la variété spéciale désignée sous le nom de fracture en V.

Nous diviserons donc les déviations de la verticale en deux grandes classes :

1° Les déviations latérales qui sont la cause principale des fractures du cou-de-pied ;

2° La déviation antéro-interne qui est l'origine première de toutes les fractures du corps des os.

Les fractures indirectes du corps et de l'extrémité
inférieure des os de la jambe sont, selon nous, dues aux
déviations que peut subir la ligne de gravité. Toutefois,
ce principe ne saurait être absolu ; il est un cas qui
semble faire exception au premier abord : nous voulons
parler des fractures sus-malléolaires pénétrantes que l'on
observe à la suite d'une chute d'un lieu élevé ; mais s'il
n'y a pas eu déviation antérieure de la verticale, c'est
que le choc a été trop puissant et a déterminé presque
immédiatement la fracture.

ARTICLE PREMIER.

Déviations latérales de la verticale du centre de gravité.

(Fractures du cou-de-pied.)

La verticale qui, à l'état normal passe sur le milieu de
la face supérieure de l'astragale ou se trouve située dans
un même plan postéro-antérieur, peut à l'état pathologique s'écarter plus ou moins de ce plan, tomber soit
en dedans, soit en dehors et déterminer ainsi des mouvements forcés d'abduction ou d'adduction.

L'abduction ou l'adduction peuvent être volontaires
ou forcées.

Cette distinction est très importante, car il y a une
grande différence à établir dans le mécanisme de ces
mouvements, suivant qu'ils sont ou non sous la dépendance de la volonté.

L'abduction et l'adduction volontaires sont dues à la
contraction musculaire.

Quand ces mouvements sont forcés, ils sont déterminés uniquement par le poids du corps ; c'est du moins ce que nous allons essayer de démontrer.

Tout le membre inférieur peut être considéré comme une tige verticale articulée à sa partie inférieure. Il se

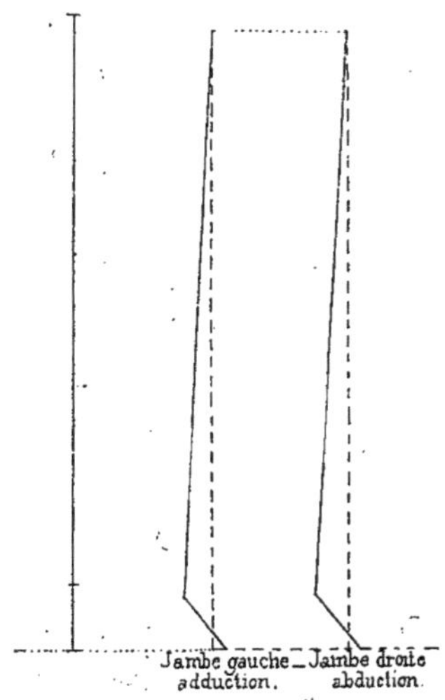

composera, par conséquent, de trois parties : 1° un grand bras de levier supérieur constitué par la jambe et la cuisse réunies ; 2° une articulation formée par la mortaise tibio-péronière dont les soutiens extérieurs sont les malléoles et dont les moyens d'union ou de consolidation sont les ligaments latéraux ; 3° un petit bras de levier long de 7 centimètres et constitué par la hauteur de l'astragale et du calcanéum.

Supposons maintenant qu'on incline le petit bras de levier en dedans ou en dehors, il est bien évident que la verticale ne suivra plus la direction du grand bras de levier, mais tombera sur le petit bras de levier en dedans si l'inclinaison de ce dernier est dans le même sens, en dehors dans le cas contraire. Si nous admettons maintenant que cette verticale n'est autre que la ligne de gravité, il s'ensuivra forcément que la petite branche du levier qui est devenu coudé supportera tout le poids du corps et s'affaissera jusqu'à se confondre avec l'horizontale au fur et à mesure que les ligaments ou supports de l'articulation se rompront.

Pour que la verticale se déplace, il faut qu'il y ait inclinaison préalable de la petite branche du levier coudé. C'est précisément ce qui se produit dans ce qu'on désigne sous le nom de faux pas en dehors ou en dedans. Dans ce faux pas, la plante du pied glisse sur un plan incliné transversal et regarde soit en dedans, soit en dehors, suivant le sens de l'inclinaison ; par suite, le petit bras de levier devient oblique, la verticale se déplace ; le poids du corps se fait sentir tout entier sur la première rangée du tarse et ne cesse son action qu'autant que les ligaments ou malléoles lui opposent une résistance égale ou supérieure à la pression qu'il fournit.

L'adduction et l'abduction forcées reconnaissent donc pour première origine, soit une mauvaise attitude du corps dans la chute, soit une forme vicieuse du plan résistant qui détermine le sens de l'obliquité du petit bras de levier ; mais ces mouvements ne deviennent forcés que parce que le poids du corps intervient de la façon la plus active.

Dans l'adduction forcée, l'obliquité des os de la première rangée du tarse est interne, et le sommet de l'angle se porte d'autant plus en dehors que le mouvement est plus prononcé; la verticale tombe en dehors de la base de sustentation par rapport au bord externe du pied, et la déviation est dite latérale externe.

Dans l'abduction forcée, c'est le contraire qui aura lieu : la déviation est dite latérale interne.

Les mouvements forcés d'adduction et d'abduction sont d'autant plus violents que le corps tombe de plus haut, car la pression supportée par la petite branche du levier augmente d'intensité avec la durée de la chute.

Les déviations latérales de la verticale du centre de gravité permettent d'expliquer le mécanisme des fractures du cou-de-pied et de suivre, en quelque sorte, la filière des accidents plus ou moins graves qu'on peut observer. Mais toutes les fractures de l'extrémité inférieure de la jambe ne relèvent pas uniquement de cette cause : nous avons déjà vu en faisant l'étude pathologique du saut que les fractures sus-malléolaires dites pénétrantes, cunéiformes ou en V sont produites non par une déviation de la verticale, puisque le corps reste en équilibre, mais par la transmission directe du poids du corps suivant la ligne de gravité.

§ 1. — *Déviation latérale externe de la verticale du centre de gravité. — Fractures par adduction.*

Nous ne prétendons rien dire de nouveau sur les fractures par adduction; mais notre conviction est que, dès l'origine du mouvement, la verticale passant par le centre de gravité, tombe en dehors du bord externe du pied, et que plus cette ligne s'éloigne de ce dernier, plus les désordres observés seront violents.

Dans l'adduction, le pied ne repose plus sur le sol que par son côté externe ; la plante regarde en haut et en dedans, et cela d'autant plus que le mouvement est plus prononcé. La base de sustentation est par conséquent très diminuée et réduite à l'épaisseur du bord externe du pied.

Si, comme nous le pensons, la verticale tombe en dehors de ce point d'appui, le poids du corps tendra à faire fléchir davantage la petite branche du levier coudé ; et au fur et à mesure que les attaches ligamenteuses et les points d'appui osseux se rompront, nous verrons le calcanéum et l'astragale prendre une direction qui se rapprochera davantage de l'horizontale.

Si notre théorie est vraie, elle doit pouvoir concorder avec tous les faits qui ont été observés et bien étudiés dans ces dernières années par M. le professeur Tillaux.

1er DEGRÉ. *Entorse tibio-tarsienne.* — Le premier phénomène observé est la distension des ligaments latéraux externes ; cette distension peut aller jusqu'à la déchirure et constituer l'*entorse.* L'angle formé par la jambe et le pied étant externe, la pression se fera naturellement sentir du même côté : les ligaments céderont de préférence si l'adduction est simple, car la malléole reste parfaitement appuyée sur la surface articulaire externe de l'astragale, et il faudrait que l'effort fût très violent pour obtenir une fracture par arrachement du sommet de la malléole.

Mais l'adduction du pied n'est pas toujours simple ; elle se complique souvent de la rotation de la pointe du pied en dedans ; quand ces deux mouvements sont combinés, les ligaments résistent, et nous tombons alors dans le cas qui suit.

2ᵉ DEGRÉ. *Fracture simple de la malléole externe par arrachement au-dessous du ligament péronéo-tibial transverse antérieur.* — Quand la fracture siège à la base de la malléole externe, ce qui est le cas le plus fréquent, elle se produit d'après le mécanisme signalé par Maisonneuve : quand le pied se renverse en dedans et exécute un léger mouvement de rotation de la pointe dans le même sens, la face externe de l'astragale s'écarte de la malléole péronéenne et forme avec elle un angle très aigu à sinus inférieur ; cet angle s'accentue d'autant plus que la rotation de la pointe du pied en dedans est plus prononcée. La malléole externe se trouvant alors privée de point d'appui en dedans, cède à la traction oblique des ligaments latéraux externes et se brise.

Le vide qui se forme ainsi dans la partie latérale externe de l'articulation fait, selon Maisonneuve, que la malléole externe est toujours brisée de préférence aux ligaments.

Nous admettons donc cette manière de voir, et nous croyons que, dans le cas qui nous occupe, il y a adduction et en même temps rotation de la pointe du pied en dedans. La verticale se déplaçant du côté externe, fait

tomber tout le poids du corps dans cette région et fracture transversalement la malléole à sa base, c'est-à-dire
à son point d'appui.

Le siège de la fracture à la base est peut-être encore
dû à la cause suivante : Dans l'enfance et l'adolescence,
la malléole externe est réunie au corps du péroné par
un cartilage épiphysaire qui se trouve précisément situé immédiatement au-dessous des ligaments péronéo-
tibiaux ; ce dernier étant moins résistant que le tissu
osseux cédera, et la fracture sera transversale, puisqu'il
a lui-même cette direction. Quand il s'ossifie ou est
ossifié depuis un certain temps ; ne serait-il pas possible
d'admettre que les nouvelles couches osseuses sont moins
résistantes que les primitives et se rompent plus facilement ?

3ᵉ DEGRÉ. *Fracture de la malléole externe et de la malléole interne par pression de l'astragale.* — La malléole
externe est arrachée ; alors le poids du corps continue
son action, la petite branche du levier coudé que nous
connaissons tend à se rapprocher de plus en plus de
l'horizontale ; l'angle formé par le tibia et les os de la
première rangée du tarse devient moins obtus ; l'astragale arrive alors en contact avec la malléole tibiale,
presse sur elle par sa face interne et la fait éclater à sa
base de la face profonde vers la face superficielle.

Cette variété de fracture a été produite plusieurs fois
sur le cadavre par M. Tillaux, mais on l'observe rarement sur le vivant et ce professeur ne croit l'avoir ren-
contrée qu'une seule fois. Pour qu'elle existe, il faut

que le périoste de la malléole péronéenne soit rompu,
et c'est le contraire qui se présente généralement pour
ne pas dire toujours. Le périoste existant lutte contre
le poids du corps et arrête le mouvement d'inclinaison
du petit bras de levier dans presque tous les cas.

4ᵉ DEGRÉ. *Fracture du péroné au-dessus du ligament ti-
bio-péronier*. — Cette variété de fracture se rencontre
encore assez souvent; mais il faut, pour cela, que le
mouvement d'adduction soit simple et non compliqué
de la rotation de la pointe du pied en dedans, sans quoi
le vide latéral externe qui se produit dans l'articulation
se représenterait et on obtiendrait la fracture de la malléole à sa base.

Voici quel est pour nous le mécanisme de cette fracture : le pied étant en adduction simple, le poids du
corps se fait sentir sur la malléole externe, mais cette
dernière étant bien appuyée sur la face externe résiste ;
alors l'effort produit se transmet sur toute la longueur
du péroné et tend à le courber en dehors. Nous avons
alors affaire à un levier du premier genre qui est le suivant : un bras de levier très court constitué par la malléole péronéenne, un point d'appui qui est la surface articulaire du tibia renforcée par les ligaments tibio-péroniers et un bras de levier très long, qui est formé par
toute la partie du péroné située au-dessus de l'articulation tibio-tarsienne. Les deux forces situées à chaque
extrémité des bras de levier tendent à venir à la rencontre l'une de l'autre, alors le corps du péroné se courbe
en dehors et la fracture a lieu au point le plus faible,

c'est-à-dire à 4 ou 5 centimètres au-dessus de la malléole, et la fracture est oblique de haut en bas et de dehors en dedans.

5ᵉ DEGRÉ. *Fracture transversale sus-malléolaire des os de la jambe.* — Cette fracture est la plus rare de toutes, car il faut pour cela que la malléole péronéenne soit prise entre le sol et le poids du corps, et alors la verticale passant par le centre de gravité coupe obliquement de dedans en dehors l'extrémité inférieure des os de la jambe à 3 ou 4 centimètres au-dessus de l'articulation ; c'est ce qui a eu lieu dans l'observation curieuse rapportée par M. Tillaux : il s'agissait d'un homme qui, la jambe prise sous lui, a eu une fracture transversale du tibia à 3 travers de doigt au-dessus du sommet des malléoles avec un diastasis de l'extrémité supérieure du péroné.

Deux cas peuvent se présenter :

1ᵉʳ *cas.* — Il y a fracture transversale du tibia et fracture oblique du péroné comme dans le 4ᵉ degré, siégeant un peu plus haut que la fracture transversale.

Dans ce cas, la fracture du péroné est toujours primitive ; alors le poids du corps accentue l'inclinaison de la petite branche du levier coudé et l'effort se porte tout entier sur les ligaments tibio-péroniers. Si ces derniers s'arrachent en enlevant le tissu osseux sur lequel ils s'implantent, tout s'arrête là ; il y a diastasis de l'articulation péronéo-tibiale intérieure. Mais si ces ligaments résistent, le poids du corps se fait sentir tout en-

tier sur l'extrémité inférieure du tibia et il y a fracture
à ce niveau.

2ᵉ *cas*. — Diastasis de l'articulation péronéo-tibiale
supérieure, fracture transversale du tibia au-dessous de
la malléole. Le mécanisme est le même, sauf que le
corps du péroné a résisté et que l'extrémité supérieure
de cet os, fortement sollicitée en dehors, a cédé.

— Donc, dans cette variété : 1° fracture primitive ou
diastasis du péroné au-dessus des ligaments péronéo-
tibiaux inférieurs ; 2° arrachement du tibia par ces ligaments qui supportent tout le poids du corps, le péroné
ne formant plus attelle.

La fracture du péroné est toujours située au point le
plus faible de l'os, siège au-dessus de la fracture transversale du tibia et est toujours oblique.

— Nous ne parlerons que pour mémoire de la fracture sus-malléolaire pénétrante qu'on observe à la suite
d'une chute d'un lieu élevé ; le mécanisme en est tout
différent puisqu'elle se produit dans la position d'équilibre, comme nous l'avons vu en étudiant le saut : les
caractères cliniques sont aussi différents puisque c'est
une fracture pénétrante.

§ 2. — *Déviation latérale interne de la verticale du centre
de gravité. Fractures par abduction.*

La déviation latérale interne de la verticale du centre
de gravité se produit pendant l'abduction. Dans ce mouvement le pied est renversé de façon que son bord ex-

terne est relevé, le bord interne reposant sur le sol ; la face dorsale du pied regarde en dedans, la face plantaire en dehors ; tel est le mouvement d'abduction simple. C'est celui qui se produit le plus rarement ; généralement il est compliqué d'un mouvement de rotation de la pointe du pied en dehors ; c'est du reste l'exagération de l'attitude normale du pied.

Comme dans ce mouvement le pied ne s'appuie plus sur le sol que par son bord interne, la base de sustentation devient très diminuée, l'équilibre devient de plus en plus instable, la jambe et le pied forment un angle à sinus tourné en dehors et la verticale tombe en dedans du bord interne du pied.

L'effort portera tout naturellement sur la petite branche du levier et par suite sur le ligament latéral interne et sur la malléole du même côté ; il n'agira pas sur l'extrémité inférieure du péroné, comme le pensait Dupuytren. Les ligaments ou la malléole cédant, la première rangée des os du tarse n'étant plus retenue s'affaissera et se rapprochera davantage de l'horizontale ; l'angle formé par les deux branches du levier deviendra de moins en moins obtus et l'extrémité inférieure du péroné, pressée entre les deux côtés de cet angle, se brisera forcément de la même façon qu'un ressort trop comprimé entre les deux branches d'un instrument.

Le poids du corps n'agit donc pas directement sur le péroné, comme le pensait Dupuytren ; son action primitive porte sur les os du pied et les force à prendre une direction de plus en plus oblique ; l'action du poids du corps sur le péroné n'est que secondaire et indirecte.

La déviation de la verticale en dedans produit toutes les fractures par abduction, et par suite elle comprendra les fractures que Maisonneuve a désignées sous le nom de fractures par divulsion, fractures par diastase.

Essayons maintenant d'expliquer tous les faits d'après notre théorie.

1ᵉʳ DEGRÉ. *Arrachement du ligament latéral interne ou arrachement de la malléole interne sans fracture du péroné.* — La verticale subissant un faible déplacement en dedans, l'abduction est peu prononcée, l'effort se produit sur le ligament latéral interne qui peut être distendu ou se déchirer partiellement ou totalement; c'est ce qui constitue l'entorse.

Cette dernière est moins fréquente que les fractures de la malléole interne, car le ligament latéral est très puissant et très résistant, et arrache la malléole bien plus souvent qu'il ne se déchire lui-même.

Quand la malléole interne cède, elle se fracture transversalement à sa base comme dans l'arrachement. Il est à remarquer que le siège de la fracture se trouve au niveau du cartilage épiphysaire et nous pourrions répéter ce que nous avons déjà dit précédemment à ce propos.

M. Tillaux a démontré que le traumatisme s'arrêtait souvent là; nous le croyons sans peine, car l'abduction possible est sous la dépendance de la violence de sa chute, et si elle n'est pas limitée, il peut se produire ce qui suit : dans ce mouvement le corps a une tendance à tomber en dedans et l'instinct nous porte à chercher avec le membre inférieur qui oscille un point d'appui en dedans, de façon à arrêter la chute ; on conçoit donc que les désordres puissent se limiter, même si la violence est considérable.

2ᵉ DEGRÉ. *Fracture du péroné au-dessus de l'articulation péronéo-tibiale inférieure après fracture de la malléole interne par arrachement.* — Dans cette variété on retrouve d'abord le premier degré, c'est-à-dire l'arrachement de la malléole interne. Le soutien interne de l'articulation tibio-tarsienne étant brisé, la petite branche du levier coudé s'affaisse davantage ; alors la malléole péronéenne se trouve pressée entre l'astragale en bas et l'extrémité supérieure du tibia en haut ; l'angle que forment les deux branches du levier se rétrécissant de plus en plus, le péroné se courbe et il y a fracture au-dessus de la malléole, à l'endroit le plus fragile de l'os, c'est-à-dire à 6 ou 7 centimètres au-dessous du sommet de cette apophyse. Dans ce cas les ligaments tibio-péroniers inférieurs ont résisté à la pression de dedans en dehors que la diminution de l'angle leur a fait supporter.

Quant à la fracture du péroné, elle est oblique ; mais on a remarqué que cette obliquité avait lieu de haut en bas, d'arrière en avant, de dehors en dedans.

Cette direction du trait de la fracture s'explique facilement par la rotation de la pointe du pied en dehors dont nous avons déjà parlé.

Dans cette fracture péronéale, qui est la fracture par divulsion de Maisonneuve, la malléole externe est repoussée en arrière et en dehors, le fragment supérieur

fait saillie à travers la peau que même il perce quelque-
fois et il existe un enfoncement marqué (coup de hache)
entre les deux fragments.

Jusqu'ici nous avons supposé que les ligaments
péronéo-tibiaux inférieurs résistaient ; mais il arrive
souvent qu'ils ne peuvent supporter la pression de
dedans en dehors que leur fait subir la face externe de
l'astragale, et alors ils arrachent la portion du tibia
sur laquelle ils sont implantés ; dans ce cas la courbure du péroné peut encore s'accentuer avant qu'il n'y
ait rupture ; mais les os du pied continuant à s'affaisser
de plus en plus sur leur face interne, l'angle va toujours
en se rétrécissant et finalement il y a encore fracture
oblique du péroné ; mais cette fois elle siège au tiers
supérieur. C'est là le type de la fracture par diastase de
Maisonneuve ; cette variété est très rare, tellement rare
que certains auteurs ont voulu contester son existence.

En résumé, dans le deuxième degré, nous retrouvons
la fracture par divulsion et la fracture par diastase de
Maisonneuve ; mais à l'encontre de ce chirurgien, la
fracture du péroné n'existe jamais seule ; elle succède
toujours soit à l'arrachement du ligament latéral interne
(ce qui est très rare), soit plutôt à la fracture de la malléole interne. Aussi nous croyons qu'il est préférable de
donner à ces fractures le nom que **M. Tillaux** leur a
assigné : *fractures bi-malléolaires par abduction.*

Pour en terminer avec ces fractures, signalons une
complication très grave que ce savant maître a mise en
évidence : en se portant en dehors, le pied entraîne avec
lui la malléole interne arrachée, mais la lèvre supérieure

de la section forme sous la peau une saillie tranchante, d'autant plus prononcée que la luxation l'est elle-même davantage ; la peau se trouve tendue et finit par se couper en travers aussi nettement qu'avec un instrument tranchant.

ARTICLE II·

Déviation antéro-interne de la verticale du centre de gravité.

(Fractures du corps des os de la jambe.)

Quand un corps pesant quelconque est en équilibre, la verticale de son centre de gravité passe par la base de sustentation ; s'il tombe, cette ligne en franchit les limites et le déplacement qu'elle subit s'opère dans la même direction que la chute.

Il y aura donc déviation antérieure de la verticale toutes les fois que l'homme tombera en avant.

Si on considère le déplacement de la ligne de gravité par rapport à la base de sustentation, on verra qu'il ne se produit pas en avant des orteils comme on pourrait le croire, mais bien en avant et en dedans du bord interne du pied, parce que le grand axe de ce dernier est normalement un peu oblique en dehors ; aussi avons-nous désigné cette déviation pathologique de la verticale sous le nom de déviation antéro-interne.

Les fractures que l'on peut observer dans la chute en avant sont au nombre de deux :

1° Les fractures du tiers inférieur de la jambe qui sont le plus souvent obliques (fractures par flexion).

2° Une variété spéciale que tout le monde connaît sous le nom de fracture en V de Gosselin (fracture par flexion forcée et rotation instinctive).

A. FRACTURES OBLIQUES. — *Fractures par flexion.*

Les fractures indirectes du tibia siègent d'ordinaire à l'union du tiers moyen avec le tiers inférieur et sont généralement obliques de haut en bas, d'arrière en avant et un peu de dehors en dedans. Aussi les désignons-nous sous le nom de fractures obliques ; nous croyons du reste être d'accord avec les faits en les nommant ainsi, puisqu'il est rare d'observer une fracture transversale ou ayant une faible obliquité (Bouilly).

Les causes qui déterminent leur production sont très variées et très difficiles à classer. Il nous a semblé pourtant que les fractures indirectes succédaient soit à une chute d'un lieu plus ou moins élevé, soit à un arrêt brusque dans les mouvements de progression (faux-pas, action de glisser, de trébucher, etc). Mais quelle que soit leur origine première, elles ont toutes le même mécanisme : c'est du moins ce que nous allons essayer de démontrer.

Pour qu'il y ait fracture, deux conditions essentielles doivent être remplies :

1° Il faut que le centre de gravité s'abaisse jusqu'à ce que la limite de flexion de la jambe sur le pied soit atteinte ;

2° Il est nécessaire que la verticale du centre de gravité tombe en dedans du bord interne du pied ; alors tout le poids du corps, privé de sa base de sustentation, se fera sentir sur le tiers inférieur de la jambe et la fracture aura lieu en un point qui coïncide avec le passage de la verticale.

Examinons maintenant si ces conditions se réalisent dans tous les cas.

1re CONDITION. — *Le centre de gravité doit s'abaisser jusqu'à ce que la limite de flexion de la jambe sur le pied soit atteinte.* — D'abord est-il nécessaire que le centre de gravité s'abaisse considérablement pour que l'angle tibio-tarsien soit de 70°. Nos recherches personnelles nous ont amené à dire qu'il suffisait d'un abaissement de 20 centimètres. Voici maintenant l'expérience que l'on peut faire pour arriver à ce résultat : on mesurera d'abord la hauteur qui sépare le grand trochanter du sol dans la station verticale, puis on se mettra en équilibre sur un seul pied et on fléchira sur soi-même graduellement jusqu'à ce qu'on soit arrivé à la flexion maximum de la jambe sur le pied ; on prendra de nouveau la hauteur du grand trochanter et la différence entre les deux mesures donnera l'abaissement du centre de gravité. Si l'on veut avoir la hauteur exacte de ce dernier dans les deux cas, il suffira d'ajouter 15 centimètres aux chiffres obtenus ; c'est en effet la distance verticale qui sépare le grand trochanter de la dernière vertèbre lombaire.

Cette expérience permet de connaître aussi la valeur de l'angle limite sur le vivant : le centre de gravité, quand la flexion maximum est obtenue, est sur le trajet d'une verticale qui passe sensiblement par le centre même de la base de sustentation, puisqu'on est en équilibre sur un seul pied ; si on tient compte que le grand trochanter est situé en arrière de la verticale à cause de l'inclinaison du tronc, et si on reporte en avant les longueurs du fémur et du tibia, on aura un point d'intersection qu'on réunira d'une part au grand trochanter et d'autre part à l'interligne tibio-tarsien ; l'angle limite tibio-tarsien sera alors de 70° ; c'est du reste le résultat auquel on arrive quand on prend les mensurations à l'aide du goniomètre sur le vivant ou sur le cadavre.

Quand on tombe dans un trou, quand croyant arriver au bas d'un escalier on franchit inconsciemment plusieurs marches, quand on fait une chute d'une certaine hauteur, il n'est pas difficile de se rendre compte que le centre de gravité s'abaisse : effectivement les phénomènes qu'on observe dans une chute sont absolument les mêmes que ceux de la période de retombée du saut, et ils seront d'autant plus accentués qu'on tombera de plus haut.

Mais l'abaissement du centre de gravité devient moins facile à comprendre quand on fait un faux pas en avant, ou quand on se trouve en présence d'un obstacle qui arrête la course ou la marche.

Soit qu'on fasse un faux pas, soit qu'on rencontre un obstacle à une certaine distance du sol, soit qu'on glisse sur le pavé, etc., le premier résultat produit est un arrêt brusque du mouvement de progression. Mais le centre de gravité, qui est animé d'une certaine vitesse, n'en continue pas moins son action ; étant en partie

arrêté dans son mouvement en avant, il se transforme
en une puissance vive que l'on peut aisément calculer
au moyen de la formule $1/2\ mv^2$. Le membre inférieur
actif supporte instantanément un poids additionnel ; il
se fléchit alors sur ses articulations, et la flexion sera
d'autant plus rapide et d'autant plus prononcée que la
vitesse du mouvement de progression a été plus considérable.

Donc, dans un faux pas, il y a abaissement forcé du
centre de gravité ; au reste, Littré et Robin l'ont défini
ainsi : une irrégularité dans l'allure du pas, qui consiste
en une flexion subite et prononcée sur l'une des extrémités.

En résumé, le centre de gravité est forcé de s'abaisser,
soit qu'il y ait chute, soit qu'il y ait arrêt brusque dans
les mouvements de progression. Du moment qu'il y a
abaissement forcé du centre de gravité il y a chute ; or,
tout corps qui tombe ne s'arrête que quand il rencontre
un plan résistant ; dans le cas qui nous occupe, l'abaissement ne cessera que quand la limite de flexion de la
jambe sur le pied viendra faire obstacle.

La contraction musculaire pourrait seule, en arrêtant
la chute, empêcher la flexion d'arriver à sa limite
maximum ; mais les phénomènes qui se produisent se
succèdent tellement rapidement qu'il lui est bien difficile d'intervenir à temps dans tous les cas.

2ᵉ CONDITION. — *Il est nécessaire que la verticale du centre
de gravité tombe en dedans du premier métatarsien.* — S'il
en est ainsi, tout le poids du corps se fait sentir sur le

tibia seul, et la fracture a lieu au niveau du passage de la verticale, c'est-à-dire dans le tiers inférieur de la jambe.

Pour qu'il y ait fracture indirecte de la jambe au tiers inférieur, nous venons de voir qu'il faut que la limite de flexion soit atteinte. C'est même pour nous une condition *sine quà non* ; mais elle ne suffit pas dans la généralité des cas ; elle serait même incapable de produire la fracture sans l'intervention d'un autre facteur, qui est le déplacement de la verticale en avant de la base de sustentation.

Quelles sont maintenant les circonstances où il n'est besoin que de la première condition ? quelles sont celles où les deux sont indispensables ?

Lorsque nous avons parlé des causes indirectes, au début de notre travail, nous en avons admis deux groupes bien distincts, et nous avons supposé que l'homme pouvait tomber d'une certaine hauteur ou de sa hauteur seulement. Cette division répond complètement aux questions que nous avons à résoudre.

Quand on fait une chute d'un lieu élevé, et qu'on tombe en équilibre sur le pied, la fracture que l'on observe est sus-malléolaire ; nous l'avons étudiée en même temps que le saut et nous avons reconnu que, quand l'angle tibio-tarsien n'était plus que de 70°, il survenait un choc qui déterminait sa production au niveau du passage de la verticale. Dans cette fracture, la déviation de la ligne de gravité ne saurait se produire, car la pression que doit supporter la jambe quand elle a atteint son angle limite est très considérable, puisqu'elle est représentée par le poids du corps multiplié par le carré de la vitesse, et le tibia, incapable de supporter un poids semblable, se brise aussitôt qu'il se trouve dans la flexion maximum.

Plus l'on tombe de haut, plus la vitesse de la chute est grande, et plus la fracture devient certaine.

La pression supportée par la jambe diminuera forcément avec la hauteur de la chute, et il arrivera un moment où la résistance du tibia, appuyée par celle de la base de sustentation, luttera avec avantage contre l'effort produit. Ce moment ne saurait être précisé mathématiquement ; ce qu'il y a de certain, c'est que, quand on tombe de sa hauteur seulement, ou d'une faible hauteur, la fracture n'aura pas lieu si le corps reste en équilibre ; s'il en était autrement, nous ne pourrions ni sauter, ni courir, ni faire un faux pas sans nous casser la jambe.

La fracture sus-malléolaire pénétrante fait donc seule exception ; aussi, chaque fois qu'on la rencontre, peut-on dire qu'elle s'est produite à la suite d'une chute d'un lieu élevé, et qu'elle s'est faite dans la position d'équilibre.

Maintenant que nous avons établi la nécessité du déplacement de la verticale en avant de la base de sustentation pour que la fracture puisse se produire, il nous faut essayer de démontrer que, dans tous les cas qui lui donnent naissance, il y a chute du corps en avant.

Quand on fait une chute d'une certaine hauteur, on observe les phénomènes que nous avons étudiés à propos du saut ; il y a chute en avant car, lorsque le corps flotte dans l'air, il obéit aux lois de la pesanteur, et a toujours une légère inclinaison antérieure, les parties supérieures du tronc et ce dernier étant toujours plus lourds que les membres inférieurs. Au moment où nous touchons le sol, l'inclinaison du corps en avant s'accroît par le seul fait du choc et la verticale tend à passer en dehors des limites de la base de sustentation.

Si l'on tombe d'une certaine hauteur en marchant ou en courant, la chute aura encore lieu en avant, car, dans tout mouvement de progression, il y a inclinaison préalable du tronc pour s'opposer à la résistance de l'air et permettre l'allongement des membres inférieurs; cette inclinaison s'accentuera encore comme dans le cas précédent.

S'il y a arrêt brusque dans les mouvements de progression, le centre de gravité n'en continue pas moins son action ; nous avons déjà vu qu'il se transforme en partie en une puissance vive qui appuie sur les membres inférieurs ; mais, bien que son mouvement d'impulsion en avant soit contrarié, il n'en existe pas moins, mais à un degré moindre, et le corps tombera encore en avant.

On pourrait encore comprendre l'existence de la déviation antérieure de la verticale de la façon suivante :

Quelle que soit la cause qui intervienne, nous savons déjà qu'il y a abaissement forcé du centre de gravité et flexion des articulations les unes sur les autres. Or, dans tous les mouvements de flexion, la verticale qui, dans la station verticale, passe par l'interligne tibio-tarsien, oscille d'arrière en avant, pour assurer l'équilibre ; par conséquent, le centre de gravité s'avance aussi à mesure que la flexion de la jambe sur le pied s'accentue. Du moment que l'oscillation postéro-antérieure de la verticale se fait progressivement, il nous est permis de supposer qu'à un moment donné la ligne de gravité pourra passer en avant de la base de sustentation, et elle y passera forcémént en vertu de la vitesse acquise, surtout s'il y a une irrégularité quelconque dans les mouvements de progression.

Jusqu'ici, deux points nous sont acquis : 1º la déviation antérieure de la verticale, sauf dans un seul cas que nous avons précisé, est une condition indispensable pour la production des fractures indirectes de jambe ; 2º cette déviation se produit fatalement dans toutes les circonstances, soit qu'il y ait chute en avant, soit qu'il y ait arrêt brusque dans les mouvements de progression.

Il nous reste maintenant à savoir comment se comporte la verticale par rapport à la base de sustentation, et quelles sont les oscillations qu'elle peut subir.

La verticale, dans une chute en avant, se déplace toujours suivant une ligne postéro-antérieure ; elle devrait donc normalement passer en avant des orteils aussitôt que l'équilibre est rompu. Il en serait ainsi si les mouvements de flexion de la jambe sur le pied et inversement se produisaient dans un même plan vertical ; mais nous savons déjà que le grand axe de la base de sustentation est légèrement oblique en dehors dans tous les mouvements de progression ; en conséquence, la ligne de gravité tendra à tomber en dedans du bord interne du pied.

L'inclinaison du pied en dehors est très importante à étudier au point de vue pathologique, car la perpendi-

culaire du centre de gravité oscillant dans un plan vertical postéro-antérieur, la base de sustentation sera
d'autant plus diminuée qu'elle sera plus déviée du côté
externe.

S'il nous était possible de connaître le trajet parcouru
par la ligne de gravité dans les diverses déviations du
pied, nous pourrions nous en servir pour savoir où se
produira la fracture, car l'angle limite tibio-tarsien
étant de 70°, il nous suffirait d'une simple mensuration
pour délimiter le passage exact de la verticale au niveau
du tibia.

Nous avons fait un certain nombre d'expériences personnelles pour connaître le degré d'inclinaison normale
du pied en dehors pendant la marche, et nous sommes
arrivé à conclure que l'angle obtenu par la méthode
de l'empreinte sur un terrain argileux est de 20° par
rapport à un axe postéro-antérieur.

Cet angle est sujet à de nombreuses variations, soit
qu'il y ait rotation du pied en dehors ou rotation interne
de la jambe ; nous croyons toutefois qu'il ne dépassera
jamais 50°, ce qui fait un angle dièdre de 30° pour
l'étendue des mouvements de flexion. Les résultats que
nous signalons ont été obtenus en forçant la flexion à
s'opérer dans un plan vertical postéro-antérieur et en
poussant la pointe du pied en dehors jusqu'à sa dernière limite.

Si nous traçons ces angles sur le papier, nous aurons
sensiblement la direction du bord interne du pied dans
les diverses déviations. L'espace bi-malléolaire ayant
une largeur de 8 centimètres, nous pouvons supposer

sans faire d'erreur appréciable, que la verticale passe
au milieu de l'interligne tibio-tarsien dans la station
sur un seul pied ; donc, si à 4 centimètres de l'axe postéro-antérieur, on élève une ligne parallèle, nous aurons
assez exactement le parcours de la verticale, et il nous

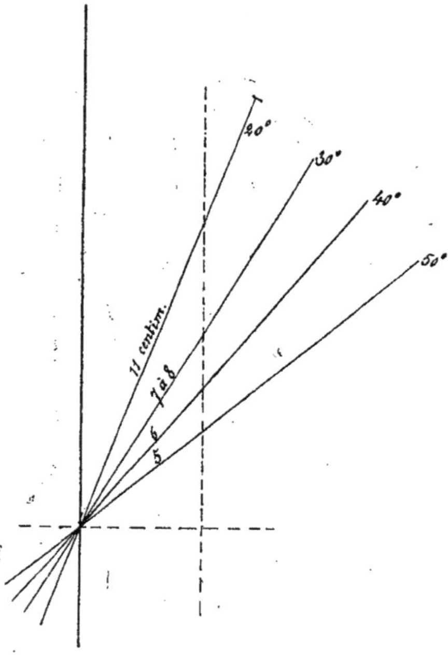

sera facile, en mesurant le bord interne du pied, de
savoir à quel niveau la ligne de gravité cesse d'être
contenue dans la base de sustentation. La longueur du
bord interne du pied est de 5 centimètres pour la torsion maximum de la jambe sur le pied, et de 11 centimètres pour l'inclinaison de 20°. — Sur le vivant, on
peut dire que la ligne de gravité tombera en dedans du

bord interne du pied et oscillera depuis le premier
cunéiforme (inclinaison de 50°) jusqu'à la tête du premier métatarsien (inclinaison de 20°).

La connaissance des chiffres précédents nous permet
de calculer le passage de la verticale à travers le tibia
et par suite de connaître le niveau de la fracture. Effectivement, il nous suffit de construire un triangle rec-
tangle dont l'hypothénuse sera le tibia et le talon, un

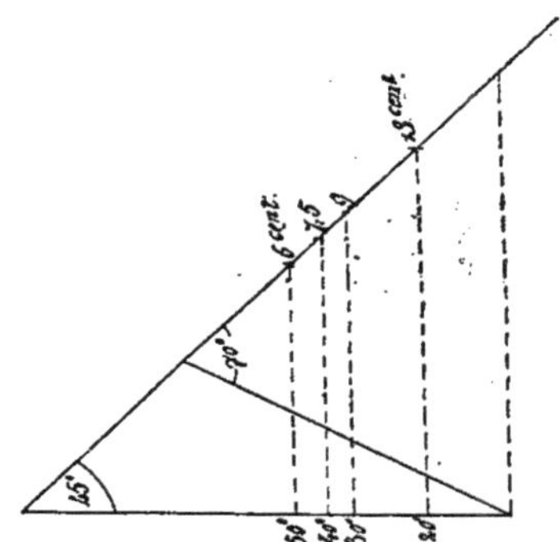

des côtés de l'angle droit la verticale du centre de
gravité, et l'autre la base de sustentation plus ou moins
diminuée. L'angle formé par la plante du pied et le
tibia sera de 45° si l'angle tibio-tarsien est de 70°. En
opérant ainsi, il sera facile de constater que la verticale
traverse le tibia dans un espace qui ne s'élève pas au-
dessus de 13 centimètres et ne s'abaisse pas au-dessous
de 6 centimètres.

Plus la fracture siégera haut, moins forte aura été
l'inclinaison du pied en dehors d'une part, et la diminution de la base de sustentation d'autre part.

Plus le siège de la fracture s'abaissera, plus la torsion de la jambe en dedans et la rotation de la pointe du pied en dehors auront été prononcées.

Retrouve-t-on dans le mécanisme des fractures de jambe ces divers degrés de déviation du pied en dehors dont nous venons de faire mention? Les faits cliniques semblent répondre par l'affirmative, puisque les fractures du tiers inférieur siègent le plus souvent en des niveaux différents. En ce qui nous concerne, nous croyons que très souvent la rotation de la pointe du pied en dehors s'exagère dans le faux pas par le seul fait qu'il y a choc; de plus, comme le pied est normalement dévié en dehors, il est évident que quand on viendra heurter contre un obstacle, l'effort produit ne sera pas franchement posterieur, mais aura une direction un peu oblique en arrière et en dehors par rapport au pied : par suite, la rotation externe de ce dernier s'exagérera, et, s'il est immobilisé, il y aura torsion interne de la jambe.

Il est naturel de penser également que plus le mouvement de progression aura été rapide, plus le choc qui survient quand on fait un faux pas ou qu'on heurte un obstacle sera violent, plus la rotation de la pointe du pied en dehors et la torsion interne de la jambe s'accuseront, plus aussi la fracture siégera bas dans le tiers inférieur.

L'étude des deux conditions que nous avons posées étant terminée, nous n'aurons plus que quelques mots à dire sur les fractures obliques. Nous les avons désignées sous le nom de *fractures par flexion* pour bien montrer qu'elles ne se produisent que quand il y a flexion forcée de la jambe sur le pied.

On a beaucoup discuté pour savoir si la fracture indirecte du corps des os se produisait pendant la chute ou à la fin de la chute, c'est-à-dire au moment où la jambe pliée sous le corps est prise entre le poids de ce dernier et la résistance du sol. Nous croyons être en mesure de répondre à cette question ; le centre de gravité commence à s'abaisser jusqu'à la limite de flexion ; la fracture se produit à ce moment précis et la chute s'achève parce que la jambe est cassée.

Le tibia se fracture rarement seul ; mais pour les auteurs, il se brise généralement le premier et la fracture du péroné n'a lieu que quand le malade essaie de se relever.

Le trait de la fracture du péroné variera suivant qu'il se brisera en même temps que le tibia ou consécutivement. — Si les deux os se brisent en même temps, la courbure qu'ils sont forcés de subir sera antérieure ; la fracture sera oblique du haut en bas, d'arrière en avant, et siègera à peu près au même niveau.

Si le péroné se brise consécutivement, il se courbera en dehors comme une tige flexible, se cassera comme cette dernière dans sa partie moyenne, par conséquent un peu plus haut que le tibia ; quant au trait de la fracture, il sera oblique de haut en bas et de dehors en dedans, et, comme l'a bien fait remarquer Poncet, il sera dans le prolongement du trait de la fracture tibiale.

Si le péroné ne se fracture pas généralement en même temps que le tibia, cela tient à deux raisons : 1° il se trouve bien en dehors du passage de la verticale du centre de gravité ; 2° il sert d'attelle au tibia en ce sens qu'il empêche le déplacement des fragments ; par suite il se protège lui-même, car s'il y a mobilité des fragments tibiaux l'un sur l'autre, il devient trop faible pour supporter le poids du corps.

On conçoit que si le choc qui détermine la fracture est d'une certaine violence, les deux os se briseront en même temps.

B. Fracture en V. — (*Fracture par flexion et par rotation instinctive.*)

M. Bouilly a resumé en peu de lignes et d'une façon complète les caractères particuliers de cette fracture et les diverses interprétations auxquelles elle a donné lieu : nous lui emprunterons donc une grande partie de ce qui va suivre :

Dans la fracture en V qui siège à l'union du tiers inférieur avec le tiers moyen de la jambe, le fragment supérieur est taillé très obliquement en avant et en dedans, de manière à former un V dont la pointe inférieure répond à la face interne de l'os. En arrière, il offre une surface irrégulière formant un V à pointe tournée en haut ∧.

Le fragment inférieur présente en avant un V ouvert pour recevoir l'extrémité pointue du fragment supérieur, et en arrière un V plein qui s'adapte à l'échancrure analogue existant sur ce même fragment.

Mais ce qui donne la physionomie particulière à cette fracture, est l'existence d'une fissure qui, partant du sommet du V rentrant, vient contourner en spirale la face interne du tibia, puis sa face postérieure jusqu'au niveau de l'articulation tibio-tarsienne, traverse cette articulation près de son bord postérieur et remonte vers la face postérieure, en circonscrivant sur cette face postérieure un fragment lamellaire.

D'où les noms de fractures héliçoïdales ou fractures en pas de vis.

Diverses interprétations ont été données pour expliquer la production de cette fissure : M. Gosselin a admis qu'elle résultait de la pression de l'angle saillant du fragment supérieur dans l'angle rentrant du fragment inférieur, le premier agissant sur le second à la manière d'un coin et le faisant éclater; mais M. Tillaux a démontré par de nombreuses expériences que la fissure héliçoïdale était manifestement le résultat d'une pression latérale et non pas d'une pression verticale de l'un des bords du fragment supérieur sur le bord contigu de l'inférieur.

M. Leriche (1873) est arrivé à la conclusion formelle que la torsion de la jambe donne lieu quand elle est excessive à une fracture héliçoïdiale du tibia.

Le poids seul d'un homme placé dans une attitude vicieuse est capable de produire une fracture par torsion. La disposition en V et la constance de la fracture au point de réunion du tiers inférieur avec le tiers moyen seraient dues à la disposition des colonnettes qui composent le tissu spongieux du tibia.

Bouquet.   6

Kock et Biermann disent qu'on n'a plus besoin d'invoquer ces questions de structure : la torsion excessive de tout cylindre a pour effet de le rompre suivant une hélice.

L'importance de cette fracture consiste à la fois dans le broiement de la moelle osseuse et dans la pénétration d'un trait de fracture dans l'articulation tibio-tarsienne.

Suivant Poncet, dans les fractures en V du tibia, la lésion du péroné n'est pas constante ; cependant, en général, il est brisé, et quand il l'est, le trait de la fracture est situé sur le prolongement de l'une des lignes du V.

Si les expériences cadavériques ont démontré qu'il fallait un mouvement de torsion pour déterminer une fracture hélicoïdale, nous n'avons rien trouvé dans les auteurs relativement à son mécanisme sur le vivant. Chacun est d'accord pour dire qu'il faut, pour que la fracture ait lieu, que le pied soit plus ou moins immobilisé, qu'il soit pris dans un trou, par exemple, ou appuyé contre un trottoir ; chacun admet aussi que le corps doit exécuter un mouvement de rotation si la fracture a lieu par torsion ; mais personne n'indique quel est ce mouvement et comment il se produit.

A un moment donné nous avons cru pouvoir nous appuyer sur les oscillations horizontales du grand trochanter pour expliquer la production de cette fracture hélicoïdale ; on sait en effet que dans la marche, cette grosse tubérosité se trouve située tantôt en avant, tantôt en arrière d'un plan vertical qui, dans la station debout passerait par les deux trochanters. Nous basant sur ce fait, nous avions pensé que s'il était possible d'établir qu'au moment où la jambe portante va se fracturer le trochanter de la jambe oscillante exécute son mouvement d'oscillation en arrière du plan perpendiculaire au chemin, nous aurions attribué à ce mouvement physiologique la production de la fracture et nous aurions admis que cette légère torsion du tronc était suffisante, car nous avons vu qu'un simple poids de 48 kilog. appliqué au bout d'un levier de 16 centim. produisait une fracture par torsion (Messerer). Mais cette hypothèse est contraire aux données qui nous sont fournies par la physiologie : les deux trochanters se trouvent dans un même plan vertical perpendiculaire au chemin, au milieu de la période d'appui unilatéral; à tout autre instant de la marche cette condition cesse d'avoir lieu et le trochanter de la jambe postérieure se trouve situé derrière celui de la jambe antérieure. Si l'on pousse plus loin les recherches, il est facile de voir que le trochanter de la jambe postérieure est à son maximun d'écart en arrière quand le pied quitte le sol (fin de la période de double appui, — commencement de la période d'appui unilatéral), et qu'à partir de ce moment le trochanter revient en avant pour être au niveau de l'autre au milieu de la période d'appui unilatéral. — Donc, quand la fracture va se produire, le trochanter de la jambe postérieure revient en avant; c'est précisément un mouvement tout opposé à celui que nous devons chercher.

Nos investigations se sont alors portées d'un autre côté, et nous croyons pouvoir émettre la théorie suivante pour expliquer le mécanisme des fractures en V ; elle est toute physiologique aussi, car elle s'appuie sur les mouvements instinctifs :

Que le pied soit appuyé contre un trottoir, qu'il soit pris dans un rail, qu'il soit encastré dans un angle saillant quelconque ou qu'il soit bien enclavé dans un trou, le phénomène qui se présente est le même : le centre de gravité continue son mouvement d'impulsion en avant et la chute a lieu dans ce sens ; mais comme dans le mouvement d'arrêt brusque du pied, il se produit un choc qui accentue l'inclinaison normale du pied en dehors, le corps tombera non-seulement en avant, mais encore en dedans.

Pour expliquer cette chute en avant et en dedans, nous allons prendre un exemple qui réduit le cas dont nous parlons à sa plus grande simplicité : supposons une tige rigide en équilibre sur le bout du doigt ; cette tige sera légèrement inclinée en avant pour faire face à la résistance de l'air. Si nous imprimons à la base de cette tige un choc tel qu'il soit dirigé en arrière et un peu en dehors, cette dernière tombera forcément en avant et un peu en dedans. C'est précisément le cas auquel nous avons affaire : quand le pied vient heurter contre l'obstacle qui l'arrête, le choc est bien dirigé en arrière ; il a lieu aussi un peu en dehors, puisque la pointe du pied est normalement située un peu en dehors aussi.

Donc la chute du corps a lieu en avant et en dedans. Il se produit alors ce qui a lieu toutes les fois que l'équilibre est rompu : instinctivement nous cherchons à le rétablir ou à atténuer la chute. Tout le monde sait que quand on tombe en avant, on porte malgré soi les bras dans cette direction. Ce fait étant indiscutable, pourquoi ne serait-il pas possible d'admettre que quand le corps tend à tomber en avant et en dedans, la jambe libre ne cherche à rétablir l'équilibre en se portant vivement en arrière et un peu en dehors; ce mouvement s'accompagne forcément de la rotation du tronc dans le même sens?

Ce mouvement instinctif serait alors le mouvement de torsion que nous cherchions à trouver, et comme il a lieu d'avant en arrière et de dedans en dehors, il expliquerait bien la direction de la fissure héliçoïdale qui contourne la face interne du tibia pour se porter ensuite sur sa face postérieure.

Donc, pour nous, la fracture en V du tibia a bien lieu par torsion, et cette torsion est le résultat du mouvement instinctif que la jambe libre produit en se portant en arrière et un peu en dehors, alors que la chute a lieu en avant et en dedans. Ce mouvement concorde bien avec les faits observés et fait bien ressortir aussi que la fissure succède à une pression latérale et non à une pression verticale.

Le mouvement de torsion instinctif doit exister de toute nécessité pour qu'il y ait cette fracture héliçoïdale qui caractérise la fracture en V; mais nous ne croyons pas qu'il soit le seul à intervenir dans le mécanisme de cette fracture qui est en somme une variété de fracture oblique.

Nous avons déjà établi d'un côté que dans le cas qui nous occupe, il y avait chute du corps en avant et en dedans ; nous avons donc affaire à une déviation antéro-interne de la verticale. D'un autre côté, nous savons que dans toute chute en avant, il y a flexion forcée de la jambe sur le pied et par suite fracture si l'angle limite de 70° est atteint.

En conséquence, nous croyons que la fracture en V est une fracture par flexion et par rotation, ces deux mouvements étant simultanés. La flexion forcée détermine la forme oblique de la fracture et son siège ; le mouvement de torsion instinctif permet d'expliquer la présence de la fissure héliçoïdale et sa direction.

En somme la fracture en V n'est qu'une variété de fracture oblique, et elle se produira toutes les fois qu'on cherchera à reconquérir son équilibre, car il y aura alors mouvement de torsion.

CHAPITRE II

CONSIDÉRATIONS GÉNÉRALES SUR LES FRACTURES DE JAMBE PAR CAUSES INDIRECTES.

Si on désigne les fractures indirectes sous un nom générique qui rappelle les mouvements forcés qui leur ont donné naissance, on distinguera les fractures par adduction, par abduction, par flexion, par flexion et rotation instinctive.

Ces mouvements forcés sont déterminés par une puissance, qui n'est autre que le poids du corps.

Cette force ou puissance se transmet, suivant la verticale du centre de gravité et agit toujours par son poids, c'est-à-dire par pression directe; mais les effets que produiront cette dernière varieront suivant qu'elle sera supérieure ou inférieure à la résistance des os. Dans le premier cas il y aura fracture au passage même de la verticale; dans le second cas la force vive agira par simple pression.

1ᵉʳ CAS. — La force vive est supérieure à la résistance des os, et il y a fracture au niveau du passage de la verticale. Ce premier cas est applicable à toutes les fractures par flexion.

Deux circonstances peuvent se présenter :

1º *Le corps est à l'état d'équilibre.* — Quand le corps est à l'état d'équilibre, la pression se répartit sur la jambe et le pied. Pour qu'il y ait fracture, il faut que cette pression ou force vive soit supérieure à la résistance combinée des os du pied et de la jambe. La fracture sera alors pénétrante et siègera sur le tibia, car ce dernier étant moins bien organisé que la voûte plantaire pour la division des forces, cédera le premier.

Cette fracture est la plus rare de toutes, car il faut que le poids du corps soit considérablement accru; elle succède le plus généralement à une chute d'un lieu élevé.

Le poids du corps n'est pas une quantité immuable; il augmente avec la hauteur de la chute, ou sous l'influence d'un poids additionnel quelconque (fardeau, éboulement, etc.).

2º *Le corps n'est point à l'état d'équilibre.* — La verticale ne tombant plus sur la base de sustentation, le poids du corps se fait sentir tout entier sur le tibia, et si la limite d'élasticité à la flexion est atteinte, il y a fracture au niveau du passage de la verticale. C'est la fracture la plus fréquente de toutes, et nous n'en sommes point étonné, car la force vive que représente la pression et qui doit déterminer la fracture agit sur le tibia seul et n'a pas besoin d'être aussi considérable que lorsqu'il lui faut triompher de la résistance combinée des os de la jambe et du pied.

Les fractures indirectes par flexion, bien qu'étant produites par le poids du corps, *ne peuvent avoir lieu qu'autant que la limite de flexion de la jambe sur le pied est atteinte.* Si cette limite n'existait pas, le poids du corps forcerait le tibia à s'incliner jusqu'à ce qu'il soit complètement abaissé sur le pied, et il n'y aurait pas fracture.

D'où deux temps successifs dans la production des fractures par flexion : 1º abaissement du centre de gravité jusqu'à la limite de flexion; 2º transmission du poids du corps suivant une résultante qui coïncide avec la verticale du centre de gravité, cette transmission pouvant se faire dans la position d'équilibre ou de non-équilibre.

2ᵉ CAS. — *La force vive est inférieure à la résistance des os et agit par simple pression.* — Le second cas est applicable à toutes les fractures par adduction et par abduction.

Qu'il y ait abduction ou adduction, la pression que représente le poids du corps se fait sentir directement sur l'une des faces latérales des os de la première rangée du tarse, c'est-à-dire sur la petite branche du levier coudé qui est devenue oblique. Ne pouvant la briser, elle la forcera à s'affaisser et à prendre une direction qui se rapprochera de plus en plus de l'horizontale. On a alors affaire à un levier interpuissant. La malléole qui est située au sommet de l'angle et qui maintient l'articulation en dehors subit tout l'effort puisqu'elle constitue la résistance et se fracture par arrachement; si elle ne casse pas, c'est le corps de l'os qui cède par courbure exagérée; c'est ce qu'on observe pour le péroné qui est très grêle. — Quand le soutien de l'articulation est rompu, l'angle formé par le levier coudé devient de moins en moins obtus, et les parties osseuses qui se trouvent comprises dans son intérieur se brisent de la même façon qu'un ressort trop comprimé entre les deux branches d'un instrument.

Dans toutes les fractures par adduction ou par abduction, le poids du corps qui se transmet comme toujours suivant la verticale du centre de gravité, détermine donc trois effets successifs : 1º formation d'un levier interpuissant; 2º fracture primitive par arrachement de la paroi latérale de la mortaise qui constitue la résistance ; 3º fracture secondaire de la paroi latérale de la mortaise opposée à la résistance d'après le mécanisme de la compression.

TROISIÈME PARTIE

Fractures par causes directes

Les fractures par causes directes se prêtent difficilement a une étude méthodique, parce qu'elles présentent
de nombreuses variétés comme causes, comme siège et
comme disposition des fragments.

Les causes qui les produisent sont très nombreuses;
les plus fréquentes sont les suivantes : passage d'une
roue de voiture, chute d'un corps pesant (moellon, poutre, éboulement de terrain, etc.); coups et chocs violents (dans cette dernière catégorie se rangent les fractures par aussières que nous relatons et que l'on peut
désigner sous le nom générique de fractures par coup
de fouet).

Mais, quelle que soit leur origine, les violences extérieures agissent soit par écrasement, soit par pression
directe.

Quand elles agissent par écrasement, les os de la
jambe se trouvent appuyés sur un plan résistant qui est
le plus souvent le sol, et sont comprimés entre deux
forces absolument distinctes. De ces deux forces, l'une

passive, est constituée par le plan résistant, l'autre *active*, est représentée par la violence extérieure. Suivant que cette dernière aura plus ou moins d'intensité, la fracture que l'on observera sera ou transversale, ou communitive, ou par écrasement.

Quand nous disons que les causes directes agissent, par simple pression, nous supposons le cas où la force passive ne saurait exister (c'est ce qui a lieu le plus souvent dans la station verticale ou dans les mouvements de progression) ; en conséquence les os de la jambe ne se trouvent plus soumis qu'à l'influence de la force extérieure.

D'après les auteurs, cette force doit toujours agir au point d'application ; autrement dit toutes les fractures directes siègent exactement au même niveau que la violence extérieure.

Ce principe est selon nous trop absolu. Malgaigne est le premier qui ait commencé à le mettre en doute ; et dans son Traité des fractures, il dit : « certaines fractures directes ont en somme lieu par contre-coup, car on concevrait mal le hasard qui ferait passer si souvent une roue de voiture (ou autre pression), juste sur le milieu de la jambe. »

Billroth, dans ces dernières années, a été plus positif encore et s'exprime ainsi : « La manière d'agir des violences extérieures peut différer des deux façons suivantes : la force (coup, pression, etc.) atteint l'os de sorte qu'il est cassé dans sa continuité précisément au point atteint ; l'os est alors brisé par choc direct. Ou bien la force agit dans le sens du grand axe de l'os, de sorte qu'il est plus fortement courbé que ne lui permet son élasticité. Dans ce cas, la fracture a lieu en un point où la force agit indirectement. »

Personnellement nous partageons l'opinion de Billroth et nous admettons que, dans certains cas exceptionnels, la cause extérieure, incapable de produire une fracture directe, puisse faire courber l'os jusqu'à sa limite d'élasticité et déterminer l'existence d'une fracture qui sera toujours oblique.

Le siège des fractures directes est très difficile à déterminer. Il ne saurait y avoir de lieu d'élection puisque le plus généralement elles se produisent au niveau du point d'application du choc. Toutefois Malgaigne a remarqué que les fractures du tiers supérieur étaient dues uniquement à des causes directes et que celles de la partie moyenne succédaient à des chocs, à des pressions violentes ; quant à celles du tiers inférieur, elles relèvent plus spécialement des causes indirectes.

Outre ces variétés de siège, on rencontre toutes les directions possibles dans le trait de la fracture.

Les fractures de jambe peuvent être multiples ou uniques.

a) Elles sont dites *multiples* quand l'os atteint est brisé en plusieurs points contigus : le foyer de la fracture renferme alors des fragments en quantité plus ou moins considérable.

Les fractures multiples comprennent à leur tour quatre grandes divisions :

1° *Fractures obliques à esquilles.* — La fracture primitive est oblique, mais l'os continuant à se courber, celui des fragments qui est situé derrière l'autre (en général fragment inférieur) vient heurter par son extrémité pointue contre celui qui est situé au-dessus, et sa portion amincie se divise en plusieurs esquilles.

2º *Fractures à plusieurs fragments.* — L'os est le siège de deux ou plusieurs solutions de continuité séparant entre elles des portions osseuses volumineuses (fragments).

3º *Fractures comminutives.* — Ce sont des solutions de continuité dans lesquelles le tissu compact est divisé en une grande quantité de débris qui sont détachés ou adhérents et portent le nom d'*esquilles.*

4º *Fractures par écrasement.* — « Le caractère essentiel de l'écrasement, dit Malgaigne, est la réduction de l'os en un certain nombre de fragments pressés les uns sur les autres avec tassement et en quelque sorte disparition du tissu spongieux intermédiaire, de telle sorte qu'au premier abord l'os semble avoir subi une perte de substance sans que l'on trouve ni esquilles, ni débris.

b) Les fractures sont dites *uniques* quand il n'existe que deux fragments et un seul trait de fracture qui peut être transversal ou oblique.

Les fractures transversales sont de beaucoup les plus fréquentes. L'obliquité est même tellement rare que les auteurs la contestent et admettent que toute fracture unique par cause directe est transversale ou dentelée. En ce qui nous concerne, nous ne pouvons admettre ce fait sans restriction, et nous publions plus loin deux cas de fractures directes par coup de fouet dans lesquelles l'obliquité est évidente.

Comme on le voit, il existe une très grande diversité dans la forme des fractures par causes directes et dans la disposition des fragments. Cela tient uniquement à l'intensité plus ou moins considérable de la violence extérieure. Il est bien évident que plus la pression sera forte, plus les désordres observés seront violents.

Les causes directes représentent en somme une force vive. Mais, quelle que soit l'intensité de cette force qui peut varier à l'infini, on peut admettre les deux cas suivants :

1° Cette force est supérieure à la résistance, à la pression des os de la jambe.

Dans ce cas, la fracture sera dite par écrasement ; ou elle sera comminutive, ou transversale, dentelée.

Si la force est très considérable, il y aura écrasement; si elle est moindre, la fracture sera simplement comminutive ou transversale.

L'étendue de la fracture est très variable et est subordonnée, selon nous, au plus ou moins de largeur du corps extérieur qui détermine la pression.

Quelle que soit la fracture qu'on observe, elle aura toujours lieu au point d'appui.

2° La force vive est inférieure à la résistance à la pression des os de la jambe.

Dans ce cas les os ne se brisent pas sous la pression, puisqu'ils ont une résistance supérieure à elle. La force vive que représente la cause directe n'en existe pas moins ; et, ne pouvant briser l'os, elle tendra à le faire fléchir, et, quand la limite d'élasticité pour la flexion sera atteinte, il y aura fracture ; cette limite a été calculée et on a remarqué qu'elle se trouvait voisine de la moitié du poids nécessaire pour produire la fracture par pression (Messerer).

Nous allons prendre un exemple pour tâcher de faire comprendre comment se produit la flexion de l'os :

Supposons une aussière venant frapper la jambe dans son tiers inférieur, alors que l'homme est debout. Le tibia se trouvera compris entre deux forces : une force supérieure qui aura son siège au niveau de l'articulation du genou et qui sera représentée par le poids du corps, et une force inférieure qui sera constituée par la violence extérieure proprement dite, cette dernière étant incapable de produire une fracture immédiate par pression directe.

Ces deux forces tendront naturellement à courber l'os, et, si la limite d'élasticité de flexion est atteinte, la fracture se produira au point d'application de la résultante, c'est-à-dire dans un point intermédiaire entre les deux forces.

La fracture se rapprochera d'autant plus de la force inférieure ou de la cause directe, que celle-ci sera plus considérable. Mais, ce qu'il y a de certain, c'est que la fracture ne se produira pas au point d'appui, sans quoi nous admettrions que la violence extérieure est supérieure ou au moins égale à la résistance à la pression des os, et nous retomberions dans le premier cas.

La fracture produite dans la flexion des os est le plus généralement oblique, rarement transversale.

Quand elle est oblique, il peut se faire encore que la violence extérieure continue son action ; alors le fragment inférieur viendra heurter contre le fragment supérieur, se brisera sur ce dernier et on aura affaire à la fracture oblique à esquilles.

En résumé les fractures directes n'ont pas toujours lieu au point d'appui. Toutefois il arrive rarement que la fracture a lieu par flexion ou courbure de l'os, c'est-à-dire au-delà du point d'application de la force active, et elle est oblique ; dans ce cas l'os se rompt de la convexité vers la concavité de la courbure qu'il a subie (Dupuytren).

Les fractures directes sont le plus souvent multiples, rarement uniques.

Si maintenant nous faisons le parallèle entre les fractures directes et indirectes, nous verrons que ces dernières présentent des caractères anatomiques tout opposés.

Les fractures par causes indirectes sont généralement uniques, et il arrive rarement que le fragment inférieur se brise en plusieurs esquilles par pression du fragment supérieur.

L'obliquité du trait de la fracture est la règle, la direction transversale l'exception ; cette dernière se produit d'ordinaire par le mécanisme de l'arrachement. C'est tout le contraire qu'on observe dans les fractures directes qui sont uniques.

Si on ne considère pas les exceptions, on peut dire que les fractures indirectes se produisent par flexion ou courbure des os, tandis que les fractures directes sont déterminées par la pression.

Pour en finir avec l'étude des fractures directes, il nous reste à savoir comment se comporte le péroné.

Suivant que la cause fracturante agit sur une surface plus ou moins large, la fracture peut n'exister que sur l'un des deux os.

Quand ils sont brisés tous les deux, la fracture a lieu au même niveau et non à plusieurs centimètres au-dessus, comme cela a lieu dans les fractures par causes indirectes.

QUATRIÈME PARTIE

Observations

———

Nous aurions pu réunir un grand nombre d'observations, les fractures de jambe ayant été assez fréquentes pendant ces dernières années ; mais nous n'avons voulu relater que les cas types que nous avons pu rencontrer : nous les avons tous constatés de visu.

Nous établirons de suite deux paragraphes bien distincts. Le premier sera consacré aux fractures par causes indirectes. Dans le second, qui sera réservé aux fractures par causes directes, nous ne nous occuperons que des fractures par coup de fouet qui sont assez fréquentes dans la marine ; deux d'entre elles présentent pour nous un intérêt majeur, puisque notre conviction est qu'elles ne se sont pas produites au point d'application de la violence extérieure.

§ Ier. — Fractures par causes indirectes.

A. — *Déviation latérale externe de la verticale du centre de gravité. Fractures par adduction.*

Observation I.
Fractures de la malléole externe à sa base.
(Service de M. Cras.)

G... (Louis), soldat au 2ᵉ régiment d'infanterie de marine, âgé de 22 ans, entre à l'hôpital le 1ᵉʳ mars 1887.

Le 20 février, vers 10 heures du matin, cet homme allait prendre la garde au port quand, en glissant sur le pavé humide, il fit un faux pas en dedans. Craquement assez net au moment de l'accident; toutefois, le malade peut gagner son poste, mais avec beaucoup de difficulté; le pied droit se mettait constamment en adduction et la douleur devenait alors très vive.

Il fut soigné à l'infirmerie du régiment pendant huit jours et envoyé à l'hôpital. Là, on constata très nettement l'existence d'une fracture transversale à la base de la malléole externe droite.

Application d'un bandage de Scultet. Plan incliné de M. Marcellin Duval.

26 mars. Le malade est toujours dans son appareil; la fracture est en bonne voie.

Observation II.
Fracture oblique du péroné à 4 centimètres au-dessus de l'articulation.
(Service de M. Cras.)

Choisnard (Noël), 20 ans, soldat au 2ᵉ régiment d'infanterie de marine.

Date de l'entree, 21 février 1887.

Le même jour, vers 8 heures du matin, cet homme, en sautant une piste, est tombé le pied en adduction dans un fossé situé derrière la banquette et n'a pu se relever.

Diagnostic. — Fracture oblique du péroné gauche à 4 centimètres au-dessus de l'articulation péronéo-tibiale inférieure ; le fragment inférieur fait une saillie notable sous la peau ; la face plantaire est légèrement tournée en dedans. Douleur assez vive à la pression au côté interne de l'articulation tibiotarsienne ; la malléole interne est intacte.

Application d'un bandage de Scultet. Plan incliné de M. Marcellin Duval.

21 mars. On enlève le bandage ; la consolidation est parfaite.

Le 26. Le malade commence à pouvoir s'appuyer sur le pied.

OBSERVATION III.

Fracture bi-malléolaire par adduction.

(Service de M. Cras.)

Guiader (Jean), 49 ans, matelot distributeur à bord du *Turenne*, entre à l'hôpital le 11 février 1886.

La veille au soir, cet homme, en marchant dans la batterie, eut le pied gauche pris entre les chaînes des ancres et s'y embarrassa de telle sorte qu'il tomba en dedans de toute sa hauteur et ne put se relever.

Le médecin du bord, constatant l'existence d'une fracture de jambe, applique un appareil de Scultet.

A l'entrée du malade, on trouve : 1° une fracture oblique du péroné immédiatement au-dessus des ligaments tibio-péroniers ; 2° une fracture transversale à la base de la malléole interne, avec saillie de ce fragment en dedans.

Le blessé raconte lui-même que son pied a été porté en adduction et qu'il a commencé par ressentir une très vive douleur au-dessus de la malléole externe, et qu'il a entendu en même temps une sorte de craquement à ce niveau.

On continue l'application du bandage de Scultet, et, le 20 avril, le malade sort de l'hôpital complètement guéri; un peu d'œdème le soir après la marche.

B. — *Déviation latérale interne. Fractures par adduction.*

OBSERVATION IV.

Fracture bi-malléolaire par adduction.

(Service de M. Guyot.)

Quiré (Jean), ouvrier voilier (division), âgé de 23 ans, entre à l'hôpital, le 4 janvier 1887, pour fracture bi-malléolaire de la jambe gauche.

. Le 31 décembre, cet homme, en marchant chez lui, eut le pied gauche engagé dans une des nombreuses inégalités du sol; il entendit un craquement significatif et fut obligé de s'appuyer sur le bord d'une table, qui était à sa portée, pour ne pas tomber.

Un médecin civil lui donna ses soins pendant les quatre premiers jours et l'envoya à l'hôpital.

État à l'entrée. Gonflement considérable de toute la jambe; ecchymose très étendue et surtout prononcée au niveau des malléoles; épanchement sanguin assez considérable au niveau de la malléole interne. Le pied est légèrement dévié en dehors, mais le malade dit que la déviation est bien moins accusée qu'au moment de l'accident.

Les mouvements de latéralité sont anormaux; quand on les exécute on sent une crépitation très marquée au côté interne.

Application d'un bandage de Scultet; compresses résolutives.

10 janvier. Le gonflement a considérablement diminué.

Fracture transversale de la malléole interne à sa base. Fracture du péroné à 3 centimètres au-dessus de l'articulation; cette dernière paraît oblique.

Le 16. Application d'un bandage silicaté.

16 février. On enlève le bandage; la consolidation est complète; le cal du péroné est un peu saillant à la partie postérieure; le pied est en rectitude parfaite. Les mouvements de l'articulation tibio-tarsienne, exécutés avec la main, peuvent se faire encore aisément et sans trop de douleur. Bains sulfureux.

3 mars. Le malade part en congé de convalescence de deux mois, parfaitement guéri.

OBSERVATION V.

Fracture bi-malléolaire par adduction. — Contracture musculaire.

V..., marchand ambulant, âgé de 63 ans, demeurant rue de Kéravel, se promenait, le 12 mars 1887, au soir, dans la rue de Siam, quand, par un faux mouvement, son pied droit glissa du trottoir sur la chaussée; il en résulta un violent mouvement d'adduction qui détermina une fracture de l'extrémité inférieure de la jambe.

M. Vergniaud, médecin de 1re classe de la marine, appelé par la police, se rendit immédiatement près du blessé et constata ce qui suit : le pied est en abduction très prononcée; cette dernière est encore exagérée par les contractions musculaires qui sont tellement violentes qu'on craint à tout instant une perforation de la peau au côté interne. La crépitation est très marquée et s'entend distinctement à chaque secousse musculaire. Fracture transversale de la malléole interne à sa base; saillie sous la peau du rebord tranchant du fragment tibial. Fracture oblique du péroné à 3 centimètres au-dessus de l'articulation.

Pansement provisoire au moyen de 2 attelles latérales

transport du malade chez lui; là, réduction complète de la fracture et application d'un appareil de Scultet.

14 mars. M. Vergniaud sachant que je m'occupais de cette variété de fractures, eut l'obligeance de m'appeler pour refaire le pansement et me chargea de maintenir la réduction; je n'y parvins qu'avec beaucoup de difficultés et de fatigue, la déviation du pied en dehors tendant à se reproduire à cause des contractions musculaires incessantes. Nous réappliquons l'appareil de Scultet et nous passons autour du pied une cravate qui est fixée sur l'attelle interne pour éviter la tendance à l'abduction.

Gonflement considérable ; ecchymose très marquée surtout au côté interne ; au niveau de la malléole interne, larges vésicules remplies d'un liquide séro-sanguinolent. État général satisfaisant, les artères sont légèrement athéromateuses. Traitement tonique. Pas la moindre fièvre.

Le 20. Nous visitons de nouveau le pansement, la réduction est beaucoup plus facile à maintenir, les contractions musculaires ayant notablement diminué. Le gonflement est beaucoup moins prononcé; le travail de réparation commence à s'effectuer. La température est toujours restée normale.

Le 26. Nous venons de revoir le malade ; la réduction de la fracture est toujours parfaite, il n'y a plus la moindre tendance à l'abduction.

C. — *Déviation antéro-interne de la verticale du centre de gravité. Fractures par flexion.*

OBSERVATION VI.

(Service de M. Cras.)

K..., âgé de 23 ans, musicien de la flotte, entre à l'hôpital le 5 octobre 1886 pour une fracture de la jambe droite.

Causes. Cet homme, en sautant d'un premier étage, est tombé la jambe droite prise sous lui et n'a pu se relever.

Etat à l'entrée. Fracture oblique du tibia à l'union du tiers inférieur avec le tiers moyen, saillie antéro-interne du fragment supérieur, ballottement du membre qui est légèrement arqué en dedans. Le péroné est fracturé à 3 centimètres plus haut ; la fracture paraît dentelée.

Traitement. Application d'un bandage de Scultet ; plan incliné de M. Marcellin Duval.

Le malade sort le 22 novembre ; pas de déformation, pas de raccourcissement.

OBSERVATION VII.

(Service de M. Cras.)

Fracture compliquée.

Jacolot (Joseph), ouvrier tonnelier, 32 ans.

Entrée à l'hôpital. 25 mai 1886.

Le 23 mai au soir, cet homme, en abattant un arbre, a été entraîné par la corde qui dirigeait celui-ci, projeté à 1^{m},50 en avant et n'a pu se relever après la chute.

Etat à l'entrée. A l'union du tiers inférieur de la jambe avec le tiers moyen, plaie oblique de haut en bas et de dehors en dedans ; elle s'arrête sensiblement au niveau de la crête et a une longueur de 5 centim. ; cette plaie communique avec le foyer de la fracture ; ses bords sont contus.

Fracture en bec de flûte du tibia ; la saillie du fragment supérieur en avant est très considérable. Fracture oblique du péroné à 5 centim. plus haut.

Traitement. Application d'un bandage de Scultet ; pansement antiseptique.

6 août. La cicatrisation de la plaie est complète ; la guérison s'est faite sans accident. Le cal est bien formé. Frictions alcooliques. Bains sulfureux.

12 septembre. Le malade sort de l'hôpital complètement guéri ; pas de raccourcissement.

§ 2. — Fractures par causes directes.

Observation VIII.

(Service de M. Auffret.)

Fracture comminutive.

Lesvenant (Charles), 39 ans, premier maître canonnier à bord du *Magellan*.

Date de l'entrée à l'hôpital. 27 août 1885.

Le même jour, à une heure de l'après-midi, Lesvenant était occupé à la manœuvre d'une chaîne à bord du *Magellan* quand cette dernière, abandonnant brusquement son point d'attache, se mit à fouetter avec violence dans la batterie en entraînant avec elle tout ce qu'elle rencontrait sur son passage.

L... fut atteint à la jambe droite, violemment projeté en arrière et renversé ; il ne put se relever.

Ce sous-officier, qui garda toujours sa pleine connaissance, fut pansé provisoirement par le médecin du bord et dirigé immédiatement sur l'hôpital.

Etat à l'entrée. Contusion violente de l'épaule droite. Ecchymose très forte au niveau de la fracture et en même temps petite plaie contuse transversale, occupant la face interne du tibia ; cette petite plaie, qui a 2 centimètres de long, n'intéresse que la peau et ne communique nullement avec le foyer de la fracture.

Cette dernière occupe les deux os de la jambe qui sont brisés au même niveau et siège exactement à la partie moyenne.

La fracture est comminutive ; malgré le gonflement, qui est déjà considérable, on sent très bien l'existence de plusieurs fragments ; la crépitation est très nette.

Le déplacement des fragments est encore assez considérable. Le supérieur fait une saillie en avant très notable ; il existe par suite un enfoncement assez marqué immédiatement au-dessous de lui. Le fragment inférieur se sent nettement sous la peau et forme avec le supérieur un angle à sommet externe : la jambe est du reste fortement arquée en dedans, la plante du pied regarde un peu en dedans également.

L..., étant très bien musclé, la réduction est très difficile et très pénible. M. Auffret arrive cependant, par des tractions continues et prolongées, à remettre les fragments dans l'axe de la jambe. Application d'un bandage de Scultet. Appareil de M. le directeur Barthélemy.

L'état général est satisfaisant ; ce maître, qui rentre de Chine, est toutefois un peu anémié et est sujet aux accès de fièvre intermittente. Le foie et la rate sont normaux.

Marche et terminaisons. Le traumatisme a ramené quelques accès de fièvre qui ont duré jusqu'au 1er septembre. La température atteint 39°5 le soir ; à partir de cette date, elle est restée normale matin et soir.

20 septembre. On visite à nouveau la fracture et on constate que la formation du cal est très lente à s'effectuer, le fragment inférieur fait une légère saillie sous la peau. On rectifie ce faible déplacement et on remet le membre fracturé dans le même appareil.

4 octobre. Application d'un bandage silicaté.

20 novembre. On enlève le bandage silicaté. Le cal est complètement formé, mais non résistant. Nouveau bandage silicaté qu'on retire le 13 janvier ; la consolidation est cette fois complète. Bains sulfureux.

29 janvier 1886. Le malade sort complètement guéri ; pas de raccourcissement ; pas de déformation ; la marche est encore difficile.

1er mars 1887. Nous avons eu l'occasion plusieurs fois de revoir ce sous-officier, qui est en disponibilité ; la marche n'est plus gênée.

Remarque. — Cette fracture, qui est comminutive, a eu lieu au niveau du point d'application de la violence ;

l'ecchymose et la petite plaie de la face interne du tibia en font foi.

OBSERVATION IX.

Fracture oblique à esquilles de la jambe gauche. — Fracture probable de la base du crâne.

(Service de M. Auffret.)

Tanguy Hervé, deuxième maître vétéran, âgé de 43 ans, était de service le 5 mars 1886 à bord du cuirassé le « *Terrible* » qu'une chaloupe à vapeur remorquait dans le port, quand l'aussière, d'une grosseur de 180 millimètres, vint à déraper de son point dormant et à fouetter sur le pont. Il fut atteint à la jambe gauche, projeté violemment sur le côté tribord du navire et resta étendu sans connaissance.

T... fut transporté immédiatement à l'ambulance.

Le médecin de garde constata un écoulement de sang assez abondant par le nez, la bouche et l'oreille gauche ainsi qu'une fracture de la jambe gauche, donna les premiers soins et dirigea le malade vers l'hôpital.

M. le médecin en chef Auffret, appelé en toute hâte, trouva ce qui suit :

État général très-grave : T... est dans le coma absolu, paraît entendre les questions qui lui sont posées, mais ne peut y répondre. La respiration est bruyante, tumultueuse, le pouls filiforme, le visage très-pâle, les pupilles sont contractées. — Agitation assez marquée ; pas de perte absolue de la sensibilité.

Du côté de la tête : 1° forte ecchymose de la paupière supérieure gauche qui est dans le prolapsus ; 2° écoulement de sang assez abondant par l'oreille gauche ; il est bien difficile de dire s'il est mélangé d'un liquide séreux ; 3° dans la région pariétale gauche, existence d'une plaie antéro-postérieure linéaire, contuse, peu profonde, longue de 3 centimètres ; en l'explorant on ne trouve ni enfoncement de la voûte crânienne ni dénudation de l'os.

Du côté de la jambe : pas de traces d'ecchymose ; le gonfle ment est encore peu considérable ; le membre inférieur est fortement arqué en dedans, le pied est en rotation interne. A la partie moyenne on constate une saillie très prononcée du fragment supérieur qui est taillé en bec de flûte ; au-dessous de lui dépression assez considérable ; la palpation permet de sentir nettement l'existence de deux petits fragments. Le péroné est fracturé au même niveau ; la fracture est transversale ; le fragment supérieur est situé en avant et en haut du fragment inférieur.

M. Auffret essaie immédiatement la réduction, obtient le redressement à peu près complet du membre, mais ne peut empêcher, malgré tous ses efforts, le raccourcissement de se produire ; la saillie du fragment supérieur reste toujours assez marquée.

Application d'un bandage de Scultet, compresses graduées sur la partie supérieure de la jambe ; on met le membre inférieur dans l'appareil de M. le directeur Barthélemy et une cravate est passée autour du pied pour lutter contre le raccourcissement ; on applique successivement 4 sangsues à l'apophyse mastoïde gauche, on surveille l'écoulement du sang qui dure pendant une heure et demie. Potion bromurée, glace sur la tête.

Nuit mauvaise, agitation extrême ; les mouvements sont tellement désordonnés qu'on est obligé de refaire par deux fois le pansement de la fracture.

6 Mars — Le coma persiste ; le malade est dans un calme relatif, les déjections sont involontaires.

Le 10. Jusqu'à ce jour l'état est le suivant : alternatives d'agitation extrême et d'abattement ; actes inconscients, déglutition difficile ; le malade ne sort du coma que quand on l'interpelle violemment.

La température s'est toujours maintenue entre 38° et 38°,5.

Le 11. Nuit des plus agitées. Tanguy parvient à se dépanser ; les mouvements qu'il exécute sont si violents qu'on craint à chaque instant l'issue à travers la peau du fragment supérieur ; on se contente de mettre la jambe dans son axe normal. La température est toujours la même.

Le 12. — Le 12 au matin, abattement profond ; pouls petit, filiforme ; température 37 et au-dessous ; pendant la journée, légère amélioration. Le blessé commence à sortir pour la première fois de son état comateux et peut avaler sans étouffement un peu de chocolat et du bouillon... T. 37° 6. On profite du mieux sensible pour réduire la fracture aussi complètement que possible. Pour obvier à la saillie du fragment supérieur, compresses graduées avec lacs fortement serrés ; pour lutter contre l'abaissement du talon, coussin ouaté assez considérable. Un lien extenseur est passé en cravate autour du pied et solidement fixé à la semelle de l'appareil.

Le 20. L'amélioration a été en s'accentuant de jour en jour, les nuits ont été de moins en moins agitées. Le malade est malgré tout encore un peu assoupi par moments.

Le 24. On supprime définitivement la glace. Le blessé commence à s'alimenter ; mais il existe encore une paresse intestinale étonnante dont on ne peut triompher que par des lavements purgatifs réitérés ; toutes les autres fonctions s'accomplissent normalement

Le fragment supérieur a une grande tendance à faire saillie en avant ; mais chaque jour on visite l'appareil, on resserre les lacs et coussins compresseurs et on corrige totalement ce déplacement. Somme toute, la fracture continue à être bien réduite, mais il existe toujours un certain raccourcissement dont on ne peut triompher.

19 avril. Application d'un bandage silicaté.

20 mai. On divise dans son milieu le bandage silicaté ; le

cal est bien formé, mais insuffisamment résistant. Bains sulfureux.

1er juin. Nouveau bandage silicaté qu'on enlève le 30 du même mois.

Pendant tout le mois de juillet et d'août, bains sulfureux et frictions alcoolisées sur le membre.

8 septembre. Le malade sort de l'hôpital dans l'état suivant :

La jambe et le pied sont dans une bonne rectitude ; mais il existe un raccourcissement d'un centimètre et demi environ. La marche est assez pénible ; T... est encore obligé de s'appuyer sur une canne.

26 mars 1887. T... est rentré plusieurs fois à l'hôpital pour obtenir des prolongations de congé. Son état va en s'améliorant de jour en jour ; depuis six mois environ, il marche sans appui aucun. Comme son service est très fatigant, on l'a maintenu en congé jusqu'à présent ; mais d'ici un mois ou deux il pourra reprendre sans inconvénient la vie active qu'il menait auparavant ; dans le cas contraire, on lui ferait faire une demande de retraite anticipée.

Remarques. — La fracture que nous venons d'observer appartient à la variété de fracture directe que Malgaigne désigne sous le nom de fracture directe par contre-coup.

Cette fracture ne s'est pas produite au point d'application de la violence. Elle a eu lieu d'après le mécanisme de la flexion des os que nous avons étudié précédemment.

Nous ne saurions admettre que la fracture a eu lieu au point d'application de la force extérieure, car on comprendrait difficilement que cette force ait respecté le fragment supérieur et ait pu réduire en plusieurs esquilles le fragment inférieur situé immédiatement derrière.

La fracture a été primitivement oblique, comme cela a eu lieu dans la flexion des os ; puis le fragment inférieur poussé en arrière par la pression continue de l'aussière est venu heurter par son extrémité pointue contre le fragment supérieur, et il s'est formé deux esquilles assez considérables.

La fracture à laquelle nous avons affaire est une fracture oblique à esquilles.

OBSERVATION X.

Fracture oblique à esquilles de la jambe droite.

(Service de M. Auffret.)

Simier (Guillaume), 2ᵉ maître vétéran, âgé de 44 ans, entre également dans le service de M. Auffret le 5 mars 1886 pour fracture oblique de la jambe droite.

Ce sous-officier se trouvait aussi à bord du *Terrible* lors de l'accident que nous avons relaté dans l'observation précédente. L'aussière l'atteignit à la jambe droite et le projeta à plusieurs mètres en arrière; quand on le releva, il était sans connaissance et couché en travers sur son camarade Tanguy. Transporté immédiatement à l'ambulance, il y reçut les premiers soins, revint à lui et fut dirigé sur l'hôpital.

État à l'entrée. Etat général satisfaisant ; le malade a conservé toute sa lucidité d'esprit et répond parfaitement aux questions qui lui sont adressées ; il se rappelle nettement les circonstances de l'accident que les témoins nous confirment du reste, et, suivant ses propres paroles, il aurait reçu comme un violent coup de trique dans le tiers inférieur de la jambe et aurait perdu connaissance presque immédiatement, tant la douleur était forte.

Les lésions et signes qu'on observe du côté de la jambe droite sont les suivants : déformation trés notable du membre au niveau de sa partie moyenne ; gonflement assez considérable ; la jambe est fortement arquée en dedans, le pied est en rotation interne très prononcée.

Le fragment supérieur est oblique ; il a la forme d'un V long de 2 centimètres et demi environ, et fait une saillie considérable sous la peau. Au-dessous de lui existe une dépression très marquée ; la palpation permet d'y sentir la présence de plusieurs esquilles assez volumineuses. Quant au fragment inférieur, il est dirigé obliquement en arrière et en dehors. Le péroné est fracturé au même niveau que le tibia ; la fracture paraît transversale ; le fragment inférieur chevauche sur le supérieur et forme avec lui un angle qui est très saillant à la partie externe de la jambe. Il existe un raccourcissement très sensible ; mais ce qu'il nous faut bien noter ici, c'est qu'il n'y a pas la moindre trace d'ecchymose, ni la moindre petite plaie.

Le moindre mouvement imprimé au membre occasionne de la crépitation, un déplacement des fragments, une extrême mobilité anormale.

Traitement du début. — Le chef de service procède aussitôt à la réduction de la fracture qui s'obtient, somme toute, assez aisément, mais qui se dérange avec une aussi grande facilité. La fracture est maintenant parfaitement réduite par les deux mains appliquées comme deux valves, en sens inverse, la main gauche en pronation abaissant le fragment supérieur, la main droite en supination soutenant le fragment inférieur, les deux pouces achevant la coaptation au niveau de la cassure ; mais le déplacement, redisons-nous, est aussi rapide que la coaptation a été parfaite. M. Auffret eut l'idée de faire construire par les soins de l'hôpital un appareil composé de deux valves, analogue aux deux mains, la supérieure à concavité inférieure se moulant sur le fragment supérieur et établissant ainsi une pression non sur un point, mais sur une surface, l'autre inférieure, à l'inverse de la précédente, se substituant à la main droite et en remplissant le rôle, toutes deux solidarisées par un ressort en acier permettant le rapprochement et une pression mesurée, graduée et continue. Mais faute de moyens, l'idée ne put être exécutée ; cependant M. Auffret se propose de la réaliser, car elle serait appelée, étant ainsi appliquée, à rendre des services dans le traitement de ces fractures complexes, très mobiles et si fréquentes dans nos hôpitaux.

A défaut, un appareil plâtré fut mis en place ; mais l'extrême mobilité des fragments ne tardait pas à imprimer de nouveau au membre une courbure à concavité antérieure que la jambe conserva malgré la surveillance active dont elle fut l'objet, l'extrémité inférieure du fragment supérieur menaçant de percer la peau qui cependant ne céda point.

Vers le vingt-cinquième jour, Simier fut placé dans un bandage silicaté doublé de plaques de gutta-percha doublées elles-mêmes d'ouate qui ont eu pour but, par la compression qu'elles exerçaient, de maintenir les fragments dans une bonne direction.

13 mai. On pratique une ouverture médiane dans le bandage silicaté ; le cal est complètement formé, mais insuffisamment résistant ; la jambe est un peu arquée en dedans et il existe en plus une légère concavité antérieure ; le bord externe du pied est situé un peu plus bas que l'interne ; il y a un raccourcissement de 2 centimètres.

1er juillet. Jusqu'au 1er juillet, frictions alcoolisées et bains sulfureux ; le bandage silicaté qui a été coupé sur la ligne médiane sert de gouttière au membre lésé. On a fait faire au malade une chaussure spéciale ainsi qu'une jambière à attelle externe pour lutter contre l'affaissement du cal.

La marche est encore pénible ; Simier s'aide d'un bâton.

17 juillet. Le malade sort de l'hôpital avec un congé.

21 mars 1887. Nous avons revu plusieurs fois Simier qui a fait de nouveaux séjours à l'hôpital pour obtenir des prolongations. Il marche assez facilement aujourd'hui et sans aucun appui ; mais, selon toute probabilité, il ne pourra pas reprendre

Bouquet.   8 la vie active que lui impose sa profession et sera proposé pour une pension de réforme.

Remarque. — Cette observation donne lieu aux mêmes remarques que la précédente. Nous avons affaire à une fracture directe par contre-coup ; comme disposition des fragments, elle est oblique à esquilles.

CONCLUSIONS

Les fractures de jambe sont indirectes ou directes.

A. *Fractures indirectes.*

Le mécanisme des fractures indirectes repose sur la cessation de l'équilibre et par suite sur les déviations pathologiques de la verticale du centre de gravité.

Les déviations latérales déterminent les fractures par adduction et par abduction.

La déviation antéro-interne est la cause première des fractures obliques ou des fractures en V hélicoïdales.

Une seule fracture fait exception et se produit dans la position d'équilibre : c'est la fracture pénétrante sus-malléolaire qui succède à une chute d'un lieu élevé. — D'une façon générale, on peut dire que la fracture indirecte n'aura lieu dans la position d'équilibre qu'autant que le poids du corps se sera accru d'une façon telle que la pression qu'il fournit soit supérieure à la résistance combinée des os de la jambe et du pied.

Si on désigne les fractures indirectes sous un nom générique qui rappelle les mouvements forcés qui leur ont donné naissance, on distingue les fractures par adduction, par abduction, par flexion, par flexion et rotation instinctive.

B. *Fractures directes.*

Les fractures directes n'ont pas toujours forcément lieu au point d'application de la violence extérieure.

Quand elles se produisent au même niveau que la cause extérieure, cette dernière représente une force vive supérieure à la résistance à la pression de l'os ; la fracture a lieu par pression directe.

Si la force vive est moindre que la résistance à la pression, il y a flexion de l'os et fracture quand la limite d'élasticité est atteinte. La fracture est directe par contre-coup et siège au-delà du point d'application de la violence.

INDEX BIBLIOGRAPHIQUE.

RICHET. — Anatomie médico-chirurgicale.

TILLAUX. — Traité d'anatomie topographique.

MATHIAS DUVAL. — Anatomie artistique.

WUNDT. — Traité élémentaire de physique médicale (Article Locomotion).

BÉCLARD, BEAUNIS, KUSS et DUVAL, LONGET. — Traités de physiologie.

MAREY. — Physiologie expérimentale, 1875, t. I.

WEBER. — Encyclopédie anatomique, t. II, et Traité de la mécanique des organes de la locomotion, 1843.

DICTIONNAIRE encyclopédique des sciences médicales. — Article Fractures et Locomotion.

DICTIONNAIRE de médecine et de chirurgie pratiques. — Articles jambe et fractures.

AMBROISE PARÉ. — Traité des fractures et luxations.

DUPUYTREN. — Leçons orales de clinique chirurgicale, t. I, 1839.

MALGAIGNE. — Traité des fractures et luxations, 1847.

MAISONNEUVE. — Clinique chirurgicale, t. I, 1863.

GOSSELIN. — Clinique chirurgicale de l'hôpital de la Charité, t. I, 1876.

BILLROTH et VON WINIWARTEN. — Pathologie et thérapeutique chirurgicales générales (traduction du Dr Delbastaille, 1877).

Union médicale, 1875. — Leçons cliniques par M. le professeur Richet sur les fractures de jambe.

Follin et Duplay, Terrier, Paulet et Bousquet, Bouilly.
— Traités de pathologie externe.
Piedallu. — Thèse de Paris, 1870.
Leriche. — Thèse de Paris, 1873.
Garabet-o-Djerahian. — Thèse de Paris, 1875.

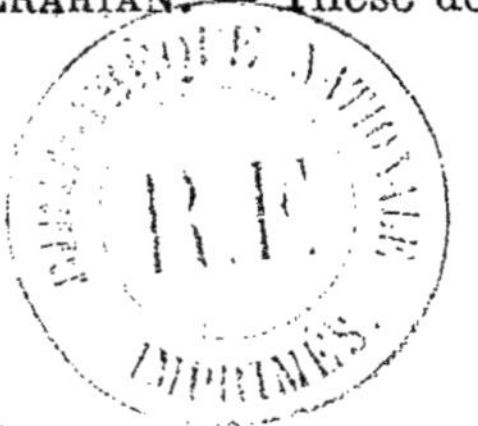

Paris. — Typ. A. PARENT, A. DAVY, succ., imp. de la Faculté de médecine,
52, rue Madame et rue Corneille, 3